DÉPÔT LÉGAL
Rhône
n° 652
1901

AF308763

LE

RHINOSCLÉROME EN FRANCE

LE RHINOSCLÉROME CHEZ L'HOMME
ET LA MALADIE DU RENIFLEMENT CHEZ LE PORC

Recherches expérimentales du Laboratoire de Clinique chirurgicale
de M. le Professeur Poncet
et du Laboratoire de Pathologie bovine de l'École Vétérinaire.

PAR

Le Dr Paul-Henri-Maurice GRENIER

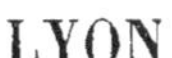

LYON

A. REY, IMPRIMEUR-ÉDITEUR DE L'UNIVERSITÉ
4, RUE GENTIL, 4

1901

T9
139

BIBLIOTHÈQUE NATIONALE IMPRIMÉS

LE

RHINOSCLÉROME EN FRANCE

Td 91
139

LE
RHINOSCLÉROME EN FRANCE

LE RHINOSCLÉROME CHEZ L'HOMME
ET LA MALADIE DU RENIFLEMENT CHEZ LE PORC

Recherches expérimentales du Laboratoire de Clinique chirurgicale
de M. le Professeur Poncet
et du Laboratoire de Pathologie bovine de l'École Vétérinaire.

PAR

Le Dr Paul-Henri-Maurice GRENIER

LYON

A. REY, IMPRIMEUR-ÉDITEUR DE L'UNIVERSITE
4, RUE GENTIL, 4

1901

A LA MÉMOIRE DE MON PÈRE

A MA MÈRE et A MA GRAND-MÈRE

*Témoignage de mon affection
et de ma profonde reconnaissance.*

A MA FAMILLE

A MES AMIS

A M. LE Dr DAVEZAC

Ancien Médecin militaire,
Médecin des Hôpitaux civils de Bordeaux.

A M. P. LEBLANC

Répétiteur,
Chef de Travaux du Laboratoire de pathologie bovine.

A M. LE D^r DOR

Chef du Laboratoire de Clinique chirurgicale de M. le Professeur Poncet.

A mon Président de Thèse

M. LE PROFESSEUR PONCET

Professeur de Clinique chirurgicale,
Membre Correspondant de l'Académie de Médecine,
Chevalier de la Légion d'honneur.

INTRODUCTION

Il y a trois ans, fut présentée à M. le professeur
Poncet une malade atteinte d'une affection qu'il n'avait
jamais eu l'occasion d'observer.

Il s'agissait d'une dame de la région, porteur
d'une petite tumeur située sur l'aile gauche du nez, et
de la grosseur d'une noisette. Tous ceux qui virent
cette malade hésitèrent et se demandèrent quelle pouvait être la nature de cette affection. L'origine tubercu-
leuse apparaissait comme probable aux yeux de tous,
lorsque M. le Dr Dor pensa au rhinosclérome et en fit
part à M. Poncet.

Il entreprit plusieurs examens histologiques de la
tumeur et il put reconnaître en elle la structure du
tissu rhinoscléromateux décrit par Alvarez et Wolkowitch. Il n'y avait pas de doute, il s'agissait bien de
rhinosclérome, constaté pour la première fois en
France, non plus sur des sujets étrangers, mais sur un
sujet français.

A la suite de cette observation, M. le Dr Dor pour-
suivit ses recherches sur le rhinosclérome. Or, un jour
qu'il se trouvait à l'École vétérinaire, M. Leblanc lui
montra par hasard un porc au groin prodigieusement
élargi par deux tumeurs symétriques occupant toute la
cavité des fosses nasales. L'affection était à une période
très avancée. La ressemblance des symptômes avec
ceux du sclérome frappa M. Dor, qui pensa bientôt que
cette maladie du porc, très mal connue en vétérinaire,
et appelée maladie du reniflement, n'était probablement que du rhinosclérome.

M. Leblanc commença alors une série de recherches
qui l'ont amené à se convaincre de la possibilité d'un
rapprochement entre les deux affections, non seulement au point de vue symptomatologique, mais encore
anatomo-pathologique et bactériologique. Il est arrivé
ainsi à une conception pathogénique originale du rhinosclérome ; il se pourrait, d'après lui, que la propagation se fasse du porc à l'homme.

C'est l'ensemble de ces recherches, auxquelles
M. Leblanc a bien voulu nous associer et dont il a tout
le mérite, que nous nous proposons d'exposer dans ce
travail. Elles ont d'ailleurs déjà fait l'objet de commu-
nications à la Société de médecine vétérinaire de Lyon.
Qu'il nous soit permis d'exprimer notre gratitude à
M. Leblanc, à qui nous devons ce qu'il y aura d'intéressant dans ce travail, et qui nous a aidé de ses conseils.

MM. les Drs Dor, Sargnon et Thévenot voudront bien recevoir nos sincères remerciements.

Merci également à notre ami, le Dr Cristiani, qui a bien voulu se charger de l'illustration de cette thèse.

Nous nous faisons aussi un plaisir et un devoir de témoigner notre respectueuse reconnaissance à M. le professeur Poncet, qui nous a donné l'idée première de notre thèse et nous a fait l'honneur d'en accepter la présidence.

Nous diviserons notre travail en trois parties.

Dans la première nous étudierons le rhinosclérome chez l'homme, en nous attachant surtout à montrer la répartition géographique et son existence en France ;

Dans une deuxième partie nous étudierons la maladie du reniflement du porc d'après des recherches inédites.

Enfin, dans une troisième, nous établirons brièvement un rapprochement des deux maladies.

LE
RHINOSCLÉROME EN FRANCE

PREMIÈRE PARTIE

LE RHINOSCLÉROME

I

ETIOLOGIE

Répartition géographique. — Un des points les plus intéressants de l'étiologie du rhinosclérome est sa répartition sur la surface du globe.

Le rhinosclérome, comme l'écrivait WOLKOWITCH, est une maladie encore rare, et limitée à quelques contrées. Pendant une dizaine d'années, on l'observa presque exclusivement en Autriche. C'est dans ce pays, d'ailleurs, que le premier cas fut observé, par HEBRA et KAPOSI. Depuis, de nombreux auteurs autrichiens ont publié des observations du rhinosclérome. Cette affection y est fort inégalement répartie. Sur 29 cas relatés par WOLKOWITCH en 1889, on notait 10 cas pour la Moravie, 7 pour la Galicie,

5 pour la Bohême, 5 pour la Bukowinie, 5 pour la Hongrie.

Bien que H. Schrœtter cite 10 cas observés en Syrie et 1 cas développé à Vienne, il semble bien que la plupart de ces malades viennent de la vallée du Danube ou des provinces orientales de l'empire, de celles qui confinent à la Russie et sont habitées par des Slaves. Depuis quelques années, le sclérome a considérablement augmenté en Autriche-Hongrie. A Cracovie (Galicie), par exemple dans les cliniques de Pienazek et Baurowicz, on a soigné en six ans 110 cas de sclérome.

Le rhinosclérome est encore très répandu en Russie, c'est avec l'Autriche le pays où il est le plus fréquent. Brojew le premier l'y observa. Parmi les cas constatés, plusieurs l'ont été à Saint-Pétersbourg (Brojew, Tomaschewski). On ignore d'ailleurs s'ils étaient originaires de cette ville, car le lieu de naissance n'est pas indiqué dans l'observation. Tous les autres cas sont originaires des provinces de l'ouest ou encore du sud-ouest de la Russie. C'est ainsi que Wolkowitch cite surtout les provinces de Wolhynie, de Podlazie, de Kiew, d'Odessa, de Bessarabie, de Podolie, toutes provinces qui font partie de la petite Russie et touchent à l'Autriche et à la Moldavie.

En 1883, après la communication de Cornil et Besnier sur un cas de l'Amérique centrale, Alvarez réussit à en réunir 23 cas observés de 1872 à 1884, surtout dans la République de San-Salvador.

A la même époque, Pellizari, Barduzzi, Massei et Melle, après le cas initial de Tanturri, observèrent plusieurs malades atteints de rhinosclérome en Italie. Le rhinosclérome a en effet été très étudié dans ce pays.

Behring en rapporte un cas en Pologne. Weinlechner, un autre en Moldavie.

Bukley en cite en Suède, Welander un autre en Danemark.

Plusieurs cas sont rapportés dans l'Amérique du Nord, particulièrement dans les Etats-Unis, par Freeman, Jackson, Klotz, Allen, Frendenthal. Dans l'Amérique du Sud, particulièrement chez les nègres du Brésil quelques cas sont signalés.

Doutrelepont en publie un cas à Bruxelles.

Dans l'empire allemand, une vingtaine de cas sont connus (10 cas à Kœnisberg) grâce à Haermann, Gerber, Lubliner, Lemcke (un cas mecklembourgeois), Sturman, Schœtz, Mayer, Gottstein.

En Angleterre, le rhinosclérome n'est pas inconnu. Un certain nombre d'observations ont été publiées par Storey, Robertson, Lennox-Brown en cite 3 cas, mais tous étrangers. Mackenzie 1 cas. Quant à celui de Semon et Payne, il n'entre pas en ligne de compte, car il est le même que celui étudié par Cornil en France.

Secrétan et Stilling de Lausanne, ont pu, en Suisse réunir un certain nombre de cas de rhinosclérome, dont 3 surtout furent diagnostiqués d'une façon certaine, car l'examen anatomo-pathologique fut fait. Tous ces malades étaient originaires du canton du Valais.

Sydney-Dawies observa un malade rhinoscléromateux au Caire ; enfin, Raye a eu l'occasion d'en étudier un aux Indes, à Calcutta.

Longtemps en France le rhinosclérome resta ignoré. Le premier cas diagnostiqué le fut par Besnier en 1883, et voici dans quelles circonstances. Un jeune homme vint de Quezaltenango, dans l'Amérique centrale, pour consulter le chirurgien Verneuil sur une affection localisée au nez. Verneuil et ses élèves, très perplexes, émirent les opinions les plus diverses. Quelqu'un eut l'idée de montrer cette maladie inconnue à Besnier. Besnier, qui avait lu le travail de Hebra et Kaposi, posa facilement le diagnostic de rhinosclérome. Babes, qui avait eu l'occasion de voir dans les cliniques de Vienne plusieurs cas semblables, confirma le diagnostic.

En 1885, E. Vidal observa un nouveau cas de sclérome chez une femme originaire de l'Amérique du Sud. Cette malade fut opérée par Péan et présentée par lui à l'Académie de médecine de Paris.

Un autre cas est constaté en 1892 par Besnier. L'observation figure dans la thèse de son élève Quignard. Il s'agissait encore d'une femme venue de l'Amérique.

Dans tous les cas précédents, on voit qu'il n'est question que d'étrangers venus incidemment en France et qui étaient porteurs de lésions rhinoscléromateuses avant d'entrer dans notre pays. Jusqu'à présent, on ne peut donc pas dire que le rhinosclérome existe en France, puisque jamais il n'y a été contracté. Est-ce à dire que le rhinosclérome soit incapable d'atteindre un sujet d'origine française? On aurait pu le croire jusqu'à ces dernières années. Cette affirmation de Gaucher, « le rhinosclérome n'a jamais été observé sur des Français, même dans les pays où il existe[1] » en est une preuve ; mais nous avons, à l'heure actuelle, comme raison de penser le contraire, l'observation de M. le professeur Poncet. M. Poncet a pu, en effet, à sa clinique chirurgicale, voir et diagnostiquer un cas de rhinosclérome, et il n'est pas permis de douter, car l'examen anatomopathologique a été fait avec le plus grand soin par M. le Dr Dor.

Or, il s'agissait d'une femme originaire des Hautes-Alpes, où elle a toujours vécu. C'est donc bien là un cas réellement français, qui prouve d'une façon indubitable que le rhinosclérome n'est pas inconnu dans nos contrées.

On peut inférer de ces faits que si cette affection n'a pas été depuis longtemps diagnostiquée en France, c'est qu'elle a été méconnue. Elle n'y est probablement pas très fréquente, mais il n'est pas douteux qu'elle existe.

D'ailleurs, on peut établir une comparaison avec ce qui s'est passé au sujet de l'étude de l'actinomycose. Depuis de nombreuses années déjà, elle était connue en Allemagne, en Autriche, qu'en France aucun cas n'était signalé. Mais du jour où l'école lyonnaise eut fait la lumière et montré que dans le bassin du Rhône l'actinomycose n'était pas chose rare, les observations se multiplièrent, des cas nouveaux furent constatés un peu partout en France, et cette maladie, que les auteurs ne signalaient autrefois que pour être complets, con-

---

[1] Gaucher, *Leçons sur les maladies de la peau*, t. II, 1898.

stitue maintenant un chapitre important de la patholo·
gie chirurgicale.

Or, il en sera peut-être un jour de même pour le
rhinosclérome, car la malade de M. le professeur Poncet n'est probablement pas un cas isolé ; il n'y a aucune
raison pour penser le contraire.

Le rhinosclérome existe chez nous, mais il a passé
inaperçu.

Il n'est pas douteux que plusieurs fois des médecins
ont dû se trouver en présence de malades atteints de
rhinosclérome, et, faute peut-être de connaître les travaux publiés sur ce sujet ou d'avoir l'idée de cette affection présente à l'esprit, ils n'ont pas fait de diagnostic,
ou ont confondu soit avec la rhinite hypertrophique,
soit avec les polypes naso-pharyngiens, ou la syphilis,
ou le lupus hypertrophique.

L'erreur, certes, est excusable, mais on peut espérer
que, grâce à M. Poncet, quand on aura dit et répété
que le rhinosclérome existe en France et qu'il suffit de
le chercher pour le trouver, quand il sera aussi connu
que l'est, à l'heure actuelle, l'actinomycose, quand,
enfin, de nouvelles observations appuyées de nouvelles
recherches auront paru, il ne sera plus permis de ne
pas faire le diagnostic du rhinosclérome et de le considérer comme un diagnostic d'exception.

Et ce qui est vrai pour la France le sera peut-être un
jour pour les autres pays, l'Espagne par exemple, où
aucun cas n'a été signalé.

Puisqu'il s'agit d'une maladie infectieuse, dont le
microbe est connu, la contagion est possible, et nous
pourrons peut-être assister à une propagation de la

maladie sur notre globe. Il en serait de cette affection comme de la lèpre dont elle se rapproche par son allure et par son endémicité.

Age. — L'âge semble avoir sur l'évolution du rhino-sclérome une certaine importance. CORNIL et ALVAREZ, dans leur mémoire, affirment que le début varie entre 6 et 28 ans, la moyenne est entre 19 et 25 ans. Quoique en dise CASTEX, il est rare que la néoformation débute avant la puberté.

Sexe. — Quant au sexe, le sexe masculin est le plus souvent atteint, dans une proportion de 4 à 5 d'après WOLKORVITCH (sur 85 cas, 48 chez l'homme, 57 chez la femme). Il n'y a pas d'explication bien nette de cette différence.

Conditions sociales. — Au point de vue de la condition sociale, tous les auteurs sont d'accord pour admettre que les sujets atteints appartiennent à la classe pauvre. « J'ai été frappé, dit CASTEX, à Vienne, de voir qu'il s'agissait toujours de sujets d'apparence misérable, c'étaient les plus mal tenus de la clinique, les plus pauvres, et, d'autre part, leur santé semblait excellente. C'est une chose, en effet, à noter, que l'état général de ces malades est toujours bon. »

SCHROETTER constate aussi que ces malades vivent dans de mauvaises conditions hygiéniques. « Bien qu'on puisse, dit-il, citer quelques exceptions où l'affection se soit attaquée à des individus de classe supérieure, toutefois on peut admettre que le sclérome n'a jamais attaqué les gens riches. qu'il affecte surtout les gens pauvres et de préférence misérables. »

Dans l'observation que nous rapportons, il s'agit cependant d'une dame de classe élevée.

« Au sujet des influences professionnelless, dit SCHRŒTTER, nous sommes aussi peu renseignés que possible. SECRÉTAN attribue son troisième cas à ce que la femme triait des boyaux desséchés, expédiés en Suisse de Hongrie et de Russie, d'autres ont rappelé la *conta-mination au contact avec des animaux domestiques en voie de dépérissement*. KASTNER a trouvé, dans son cas de rhinosclérome, la cause dans une lésion produite par une paille. Quant à savoir si la préparation de l'indigo favorise l'éclosion des microorganismes en rapport avec le processus scléromateux, ainsi qu'on l'a cru d'après les recherches effectuées dans l'Amérique centrale (ALVAREZ), rien n'est encore démontré. »

On doit retenir en somme, de tous ces faits, que c'est surtout là où les règles de l'hygiène sont méconnues que l'affection se développe. Par exemple chez les Slaves et les Israélites.

Contagion. — Bien qu'elle ne soit pas prouvée d'une façon formelle, elle doit exister, favorisée par une hygiène défectueuse.

Ainsi le rhinosclérome prend en Autriche des proportions inquiétantes. Sa fréquence augmente, non seulement dans les provinces où on le constata autrefois, mais dans de nouvelles provinces. Les moyens de communication faciles doivent favoriser pour SCHRŒTTER son extension.

Le rhinosclérome peut atteindre plusieurs membres de la même famille.

Chiari cite le cas d'une famille dont quatre membres auraient été atteints de cette affection.

Vidal et Secrétan rapportent chacun le cas d'un malade dont le frère était lui-même atteint du rhinosclérome.

Robertson cite aussi le cas de deux sœurs scléromateuses.

Le caractère familial que peut revêtir cette affection plaide en faveur de la contagion.

Au sujet de l'influence des eaux souterraines, de l'eau potable, de la nourriture, de l'habitation, des vêtements, des conditions géologiques ou climatologiques, on ne sait rien ou presque rien.

Dans les antécédents des malades on a trouvé quelquefois des infections, des intoxications qui ont pu le prédisposer à l'affection (Quignard, Alvarez). On a incriminé sans preuves les fièvres paludéennes, l'alcoolisme. Il semble cependant, d'après Alvarez et Vidal que les maladies intercurrentes, la menstruation, ne soient pas sans influence sur la marche de la maladie.

Siège. — Le mot rhinosclérome semblerait indiquer que l'affection débute toujours par le nez. Or, il est loin d'en être toujours ainsi, comme le montre un tableau établi d'après Wolkowitch. Aussi serait-il préférable de substituer à la désignation ancienne celle de *sclérome hyalin spécifique* que propose avec juste raison Gutierrez.

BIBLIOTHÈQUE NATIONALE
B F

Fosses nasales .	95 o/o	Bord alvéolaire		
Extérieur du nez.	90 —	supérieur . .	19 o/o
Pharynx . . .	67 —	Trachée . . .	6 —
Lèvre supérieure	54 —	Sac lacrymal. .	6 —
Larynx . . .	22 —	Langue. . . .	6 —
Voûte palatine et		Lèvre inférieure.	2 —
voile du palais.	20 —	Oreille. . . .	1 —

L'affection ne débute donc pas toujours par le même point, et il est à noter qu'elle peut commencer par les gencives dans une proportion de 19 pour 100.

II

ANATOMIE PATHOLOGIQUE

L'anatomie pathologique du rhinosclérome semble, à l'heure actuelle, à peu près établie ; mais les divergences de vue commencent dans l'interprétation de la valeur à accorder aux éléments constatés.

D'après la structure histologique, le rhinosclérome appartient au groupe des tumeurs de granulation de Wirchow, c'est-à-dire au même groupe que le lupus, la lèpre, la syphilis, par exemple, et autres affections à inflammation chronique.

L'épiderme et les muqueuses restent à peu près normaux ; la structure, l'ordonnancement des cellules restent les mêmes. Le derme, au contraire, est le siège de transformations considérables. Les papilles subissent une hypertrophie très nette et sont envahies par des cellules lymphatiques ; la phagocytose y est très active. Les glandes pilo-sébacées sont plus ou moins atrophiées, ainsi que les glandes sudoripares. Elles disparaissent au milieu des formations abondantes de tissu conjonctif qui donnent une sensation de dureté particulière à la tumeur.

Les cartilages sont augmentés de volume et présentent le plus souvent des points d'ossification. Les muscles, les os sont, eux aussi, envahis par la tumeur et semblent s'évanouir devant sa marche envahissante.

Les vaisseaux eux-mêmes ne sont pas épargnés. Leur tunique externe surtout est considérablement épaissie. Les nerfs ne sont atteints que très tardivement; c'est ce qui explique que cette affection reste si longtemps indolore.

Au point de vue microscopique, on constate la présence de cellules d'un aspect spécial, qui ont été vues pour la première fois par Mickulicz. Ce sont de grosses cellules situées dans les espaces lymphatiques. Dans le protoplasme de ces cellules on trouve des bacilles, de là leur nom de bacillifères. Ces bacilles y sont ovoïdes, ou en masse granuleuse; en somme, ils sont dégénérés. Ils sont tantôt isolés, tantôt en amas, tantôt ils remplissent tout le protoplasma des cellules, tantôt enfin, les séries des bacilles sont prises par quelques leucocytes. Les bacilles dégénérés se colorent dans le protoplasme des cellules, exclusivement en rose ou rouge rose comme la matière hyaline.

Souvent les bacilles détruisent le protoplasma qui se dégage : parfois ce dernier subit la dégénérescence hydropique, et les bacilles dégénérés s'agrandissent, augmentent de volume. En somme, au lieu et place des cellules apparaissent les amas de globules hyalins ou corpuscules de Russel. Parfois on peut voir ces globes hyalins *(bacilles dégénérés) contenus au milieu du protoplasma* (Mickulicz).

Quand la membrane cellulaire est dilatée par les bacilles et la dégénérescence hyaline, les bacilles se répandent dans le tissu environnant et surtout dans les

espaces lymphatiques. Les cellules, dites de Mickulicz, meurent lentement et sont remplacées par un tissu
collagène très hypertrophié, qui donne sa dureté à la
lésion.

Voici l'explication que donne Pawlowsky de la formation des globes hyalins. Les bacilles pénètrent
d'abord dans les cellules lymphatiques et dégénèrent.
Ils forment des boules arrondies ou ovales. A ce
moment, leur capsule laisse passer par osmose les éléments liquides du protoplasma, qui, lui aussi, dégénère
et augmente de volume. Alors, bacilles et protoplasma
prennent l'aspect hyalin.

Parfois, dans une cellule, il y a de gros globes hyalins d'un côté, et des bacilles à l'autre extrémité où
existe du protoplasma.

La matière hyaline, dans le rhinosclérome, est donc
le produit du protoplasma et du bacille ; mais il faut
que le bacille soit inclus dans la cellule.

Michelli, Marschalko pensent de même. Finsk-
Noyes emploient les termes de *watery cells* et de *col-
loïd cells* pour désigner les cellules de Mickulicz et les
globes hyalins.

Tous les auteurs précédents sont d'accord pour
accorder aux grandes cellules de Mickulicz une réelle
valeur histologique. Shroetter, il y a peu de temps encore, disait : « J'insiste sur ces éléments plus énergi-
quement, pour démontrer que leur présence assure le
diagnostic de sclérome. »

Peut-être a-t-on exagéré l'importance de ces cellules. En effet, on peut les retrouver dans d'autres
affections telles que la lèpre, le lupus. En somme, on

pourrait très bien ne considérer ces cellules que comme des cellules géantes, subissant une certaine dégénérescence sous l'action des bacilles. C'est là un mode de réaction fréquent des éléments cellulaires vis-à-vis des microbes qui les envahissent.

Mickulicz, qui a donné son nom à ces cellules, convient lui-même qu'il s'est trop hâté d'accorder à ces cellules une telle valeur.

D'après Chiappa, Marschalko, Schroetter, les globes hyalins n'ont qu'une importance secondaire et ne sont pas spécifiques. On les trouve dans un grand nombre d'autres affections que Chiappa a étudiées à ce point de vue, telles que, l'esthiomène de la vulve, l'ulcère atonique de la vulve, l'acné éléphantiasique du nez, l'éléphantiasis des jambes, etc.

La dégénérescence des cellules, leur groupement, seraient les mêmes. La différence n'existerait que dans le nombre et le volume des éléments.

Des trois éléments que l'on constate dans le tissu scléromateux, deux : les cellules de Mickulicz et les globes hyalins ne semblent pas spécifiques, il ne reste plus que la présence des bacilles. Bien que quelques auteurs aient refusé au bacille de Frisch toute spécificité, il semble que, toutes les fois qu'on constate sa présence au milieu d'un tissu scléreux aux éléments grossis, on doive porter le diagnostic de rhinosclérome, qu'on admette, d'ailleurs, ce bacille comme différencié ou se rapprochant de celui de Friedlander.

III

BACTÉRIOLOGIE

En 1882, FRISCH découvrit dans le tissu scléromateux le bacille qui porte son nom, il put l'obtenir à l'état de culture pure. PELLIZZARI, CORNIL et ALVAREZ l'étudièrent un peu plus tard. Voici, d'après ces derniers auteurs, la technique à suivre pour les bien étudier sur une coupe : « Il faut colorer les coupes au violet de méthyle en les y laissant vingt-quatre à quarante-huit heures ; on les passe dans une solution d'iodure de potassium iodé, puis on les décolore par l'alcool et l'essence de térébenthine, on colore ainsi parfaitement les bactéries. Il est bon de porter directement les coupes de la solution iodée dans l'alcool sans les laver dans l'eau. »

Les microbes sont de petits bâtonnets courts, de 2 à 3 μ de longueur sur 0 μ, 4 à 0 μ, 5 d'épaisseur. Ils sont terminés par une extrémité arrondie ; ils ont très fréquemment la forme de biscuit à la cuiller.

Ces bacilles présentent, comme l'ont montré CORNIL et ALVAREZ, une capsule anhiste, ovoïde, au centre de laquelle est le bâtonnet ; elle est quelquefois difficile à apercevoir. Il peut exister dans la même capsule un, deux ou trois microbes.

Ces éléments microbiens se voient surtout dans

les grandes cellules dites de Mickulicz, ils sont au nombre de quinze à vingt, répartis dans tout le protoplasma ou repoussés à une des extrémités de la cellule. On les voit encore dans les espaces que laissent entre elles les cellules, entre les fibres du tissu réticulé de la tumeur, ou bien aussi dans les vaisseaux lymphatiques situés immédiatement au-dessous des papilles.

Quant à la substance colloïde qu'on trouve accumulée dans certaines cellules, elle est due, d'après les auteurs, au remplacement du protoplasma cellulaire par le glaire des bacilles. C'est, pour Cornil un effet de leur nutrition.

Cultures. — Pour obtenir de bonnes cultures, il est bon d'employer le procédé indiqué par Schroetter, et qui lui a donné d'excellents résultats. « Je fais, dit-il, des cultures non avec la sécrétion, mais avec des parcelles excisées, en m'arrangeant à conserver ces dernières, après leur ablation, dans la flamme de Bunsen jusqu'à ce que la surface soit légèrement brûlée. Ensuite je les écrase entre les branches d'une pince flambée, je sépare des portions minimes avec une aiguille de platine, et immédiatement je dépose ces cultures dans la gélatine. »

Le bacille de Frisch cultive très bien sur gélatine. Il donne des colonies opalescentes et transparentes, en forme de clou. Sur les plaques de gélatine, il donne naissance à des colonies larges et épaisses. La gélatine n'est jamais liquéfiée.

Il cultive bien sur le sucre, sans donner lieu à un développement de gaz.

Dans le bouillon, il forme en deux ou trois jours un dépôt nuageux, blanchâtre, filant, qui ne se mêle que difficilement au liquide.

Il produit la réaction de l'indol.

Ses cultures répandent une odeur de putréfaction (GUTIERREZ) et donnent la réaction de l'indol.

Les bactéries dans les cultures, sauf celles du bouillon, se montrent souvent entourées d'une capsule.

En somme, ce microbe qui est aérobie pousse bien sur tous les milieux. Il se reproduit par scissiparité et par spores (GUTIERREZ). Il prend rapidement des formes involutives.

Au point de vue des colorants, ce bacille prend bien les couleurs d'aniline. Pour les uns, il se décolore par le Gram, pour d'autres il ne se décolore qu'incomplètement.

Inoculation. — On a tenté d'inoculer le bacille de FRISCH à certains animaux. Après plusieurs échecs, PAULOWSKY, en 1890, injecta des cultures pures dans la chambre antérieure d'un cobaye. Il put bientôt constater à travers la pupille l'apparition d'une masse jaunâtre, semblable à une cataracte qui augmentait toujours en se rapprochant de plus en plus de la cornée. Les animaux furent sacrifiés au bout de deux mois ; une parcelle de masse blanc jaunâtre de la chambre antérieure, ensemencée, donna des cultures spécifiques.

Chez les rats, l'inoculation du bacille provoque la mort en douze à vingt-quatre heures, avec congestion de tous les viscères et présence du bacille dans le sang.

Les lapins succombent au bout de dix à dix-huit jours
avec tuméfaction et production d'une substance épaisse,
blanche, visqueuse, et dégénérescence des ganglions
lymphatiques voisins.

Chez les chiens l'inoculation détermine une tumeur
pâteuse s'ulcérant les premiers jours, et donnant issue
à un liquide visqueux, blanc, épais..

Chez le singe l'inoculation a été sans résultat.

Aucune recherche n'a été faite sur le porc.

Parloff a réussi à inoculer le bacille sur un bras,
ce qui donna une plaque dure, rouge, avec bacilles.
Un ensemencement fait donna des cultures spécifiques.

L'inoculation de doses suffisantes de vieilles cultures chez les animaux amène rapidement la mort.
Elles doivent agir alors surtout par les toxines éla-
borées, *(rhinosclérine)*.

Il semblerait bien, d'après ce qui précède, que le rhinosclérome soit une maladie spécifique. Cependant
certains auteurs. tels que Pellizzari, ont montré l'analogie des plus curieuses qui existe entre le bacille de
Frisch et celui de Friedlander ; Netter a admis même
leur complète identité. S'ils peuvent être rapprochés,
au point de vue morphologique par exemple, ils diffè-
rent par bien d'autres points.

Bacille de Frisch	Bacille de Frieddlander
Croît sur terrains acides.	Croît plus difficilement.
En culture sur le sucre, ne donne pas de gaz.	Donne du gaz.
Donne lieu à maladie bien localisée.	Bacille ubiquitaire.

Bacille de Frisch	Bacille de Frieddlander
Vitalité faible.	Plus grande vitalité.
Sur gélatine, colonies transparentes et opalescentes.	Colonies moins opalescentes et moins transparentes.
Injecté à des animaux, ne donne pas phénomènes pulmonaires ni pleuraux	Donne phénomènes pulmonaires et pleuraux.
Ne produit pas de suppuration.	Provoque suppuration.
En cultures, présente assez volontiers une capsule.	Le plus souvent le pneumobacille n'en a pas.

D'autres auteurs, surtout les auteurs italiens, ont prétendu n'accorder au bacille qu'un rôle accessoire.

Mibelli, en 1888, met en doute la nature infectieuse du sclérome. Pour lui, cette affection n'a pas une allure infectieuse.

Plus tard, Secchi, en 1898, ne voit dans le bacille de Frisch qu'un bacille muqueux qu'on trouve souvent dans le mucus nasal. Le sclérome diffère des maladies bacillaires. Les recherches expérimentales n'ont pas permis, d'après lui, d'accorder aucune valeur pathogène au bacille.

Pour Mazza, Ducrey, la bactériologie est insuffisante pour faire porter le diagnostic de rhinosclérome.

Cependant, dans tous les cas de rhinosclérome qui ont été étudiés histologiquement, malgré les allégations des auteurs précédents, le même bacille se retrouve avec ses mêmes caractères. Il semble donc bien qu'on soit en droit de conclure à sa spécificité par suite de sa présence constante. Si d'autre part les inoculations n'ont pas donné de lésions scléromateuses ordinaires, elles en ont produit d'autres dans lesquelles on a retrouvé le bacille, non seulement chez les animaux mais chez l'homme. Et cela peut s'expliquer d'ailleurs par l'ignorance dans laquelle nous nous trouvons encore des conditions favorisantes du bacille.

Il est vrai que si quelques-uns ont mis en doute la spécificité du bacille de FRISCH, la plupart des auteurs, et certains dans des publications récentes, sont convaincus de son importance étiologique. KONA, MARSCHALKO, H. VON SCHROETTER sont de ce nombre. Pour eux, le sclérome doit être rangé parmi les maladies infectieuses spécifiques.

Un fait important vient à l'appui de cette idée de spécificité : on a constaté en Autriche que le sclérome prenait une extension qui commençait à devenir inquiétante. Il faut donc admettre avec SCHROETTER une contagion possible, bien qu'on ignore encore dans quelles conditions elle se produit. Et le même auteur attire l'attention des pouvoirs publics sur la prophylaxie de cette maladie.

IV

SYMPTOMATOLOGIE

Prodrômes. — La maladie présente d'abord une période prodromique. Elle consiste chez certains malades en un catarrhe nasal, dont ils ne s'aperçoivent que lorsqu'ils éprouvent une certaine gêne respiratoire, de la sécheresse de la bouche et de la gorge. Cette sécrétion nasale revêt quelquefois un caractère de fétidité plus ou moins accentué qui pourrait faire penser à l'ozène. Cependant les sensations olfactives, d'après Wolkowitch, sont conservées. La voix est la plupart du temps nasonnée. Chez certains malades, la maladie débute d'emblée sans des phénomènes prémonitoires.

Période de tumeur. — 1° *Signes physiques.* — Bientôt des plaques circonscrites se montrent soit sur la cloison du nez soit sur les ailes, soit au niveau du bord alvéolaire supérieur. Elles sont épaisses, dures, limitées d'abord à la muqueuse, elles gagnent les parties profondes. Elles ont un aspect rosé ou gris rosé, elles sont lisses et luisantes. Pas de douleur spontanée la douleur provoquée est assez intense.

De là, l'affection gagne, d'une façon plus ou moins

symétrique, les parties voisines du point où a débuté
la lésion. Les lèvres, la lèvre supérieure surtout ainsi
que la commissure labiale, sont souvent prises et sont le
siège d'une infiltration caractéristique. L'affection gagne

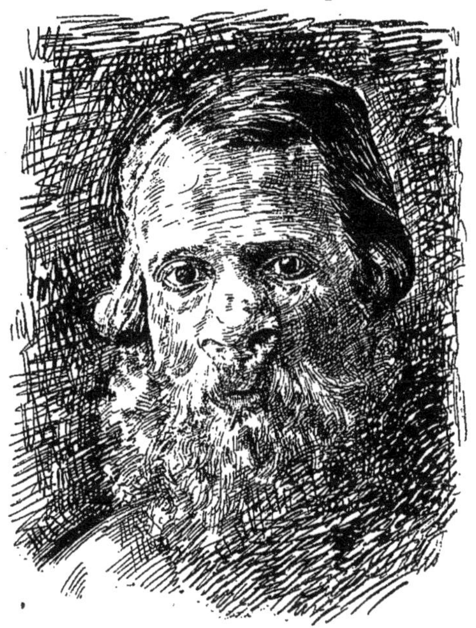

Fig. 1. — Extrait du mémoire de Wolkwitch *(Arohiv. dc Langenbeck).*

quelquefois les sacs lacrymaux, même l'orbite (JOAN-
NON). Le nez subit un élargissement considérable dans
toutes ses dimensions, il devient épaté ; sa racine peut
augmenter aussi de volume et donner l'illusion d'un
écart trop considérable entre les deux yeux, donnant
ainsi l'illusion du nez en lorgnette. Les joues deviennent comme plus saillantes ; l'orbite est rétréci, et si
la lèvre supérieure est projetée en avant, la tête du
malade prend l'aspect d'un groin de porc. La diffor-
mité gagne en profondeur. Peau, derme, cartilages, os

sont épaissis. Les cornets se couvrent parfois de végétations. La lumière des narines devient de plus en plus faible, et quand la maladie dure depuis un certain nombre d'années, elles peuvent en arriver à une obstruction presque complète.

La langue est parfois atteinte (WOLKOWITCH); elle est alors épaissie et présente très rapidement des ulcérations livides avec une odeur fétide.

Les lésions du pharynx et du larynx sont presque constantes. La luette, le voile du palais se couvrent de plaques, de nodosités. Là les ulcérations apparaissent par suite du passage des aliments. De là des rétractions, des soudures vicieuses. Le voile du palais peut s'accoler à la paroi postérieure du pharynx et amener une occlusion des fosses nasales (PELLIZZARI).

Le larynx et la trachée peuvent être atteints primitivement ou secondairement. Le sclérome de la trachée n'est pas en effet très rare. Le sclérome trachéal prend alors dans ce cas une marche ascendante, ou se localise aux organes respiratoires.

Dans cette forme le premier symptôme en date est la dyspnée, puis surviennent une toux quinteuse et une voix enrouée : phénomènes qui, dans le rhinosclérome débutant par le nez, n'apparaissent qu'à une période avancée.

Le début a lieu au niveau des portions sus- ou sousglottiques. La muqueuse se tuméfie, prend l'aspect d'une tumeur quelquefois presque pédiculée. La coloration de la région est gris rose. Les cordes vocales s'épaississent secondairement et perdent de leur souplesse. La trachée est aussi modifiée dans sa forme.

2° *Signes fonctionnels*. — Par suite des nombreuses lésions des voies respiratoires et digestives supérieures, on devine combien sont importants les troubles fonctionnels qu'elles entraînent.

La respiration se fait avec grande difficulté, même dès le début; le malade est rapidement obligé de respirer par la bouche, surtout quand la muqueuse des ailes du nez est fortement atteinte.

La dyspnée, plus ou moins intense suivant le degré de la lésion, peut parfois être augmentée par les sécrétions nasales qui s'accumulent dans l'arrière-gorge et peuvent être cause de suffocation. La dyspnée s'accentue quand le malade travaille, marche ou fait un effort. Le malade est donc menacé d'asphyxie par sténose du larynx, si l'on n'intervient pas d'une façon efficace par le cathétérisme ou la trachéotomie.

Le nasonnement et la raucité de la voix sont des phénomènes constants. Le malade est parfois presque aphone; d'autres fois, comme la caisse de résonance que forment les fosses nasales a disparu par envahissement de la tumeur, certaines syllabes sont entendues quand d'autres semblent étouffées.

La déglutition devient aussi très difficile, quand surtout les piliers postérieurs et le voile du palais sont pris de bonne heure. La sténose du pharynx peut être telle qu'elle ne permette plus que l'introduction des liquides. Quand la lèvre est atteinte, l'introduction des aliments se fait avec difficulté. La douleur est augmentée par le passage d'aliments durs et d'excitants, comme l'alcool, la fumée de tabac : de là, la formation assez fréquente d'ulcérations.

Le réflexe pharyngien a complètement disparu ; la sensibilité de la muqueuse de l'arrière-gorge a diminué.

Dans le cas de lésions de la langue (Wolkowitch), il y a perte de sécrétions gustatives pour les matières sucrées ou salées.

L'odorat est sensiblement émoussé.

L'ouïe elle-même est atteinte. Cela s'explique par l'envahissement de l'orifice interne de la trompe d'Eustache.

3° *Lésions à distance*. — On ne cite pas, parmi les cas publiés, de lésions scléromateuses secondaires situées en une autre partie du corps.

L'engorgement ganglionnaire est rare ou n'existe qu'à un faible degré, bien que cela puisse paraître étonnant. On connaît deux cas : l'un de Sydney Davies, observé en Egypte ; mais l'observatiou ne semble pas concluante, car le sujet était atteint de tuberculose ; 'autre de Kona, pour lequel on ne peut élever aucun doute.

Symptômes généraux. — Les symptômes généraux sont presque nuls. Les malades rhinoscléromateux ne présentent pas, comme ceux atteints de néoplasie, cette anémie symptomatique, cette cachexie rapide qui fait presque faire le diagnostic. Ce sont ordinairement des gens sains et robustes, habitués à la peine. Leur état général se conserve bon pendant la durée du processus scléromateux. Ce n'est qu'au moment où la lésion a atteint un volume incompatible avec la respiration et la déglutition normales, que le malade commence à dépérir manifestement. Aussi tont trouble nutritif disparaît si l'on a recours au cathétérisme dilatateur, suivant les indications de SCHROETTER.

Les malades n'ont point de fièvre ; ils peuvent vaquer à leurs occupations journalières. On peut même ne constater extérieurement ni inflammation, ni œdème.

Marche de l'affection. — L'évolution du rhinosclérome est lente et progressive. Les lésions s'étendent peu à peu ; les tumeurs prennent des proportions de plus en plus grandes.

Elles peuvent rester des années sans s'ulcérer ; mais quand elles acquièrent un certain développement et deviennent confluentes, elles amènent la formation de fissures, de rhagades, qui laissent suinter une sérosité visqueuse, jaunâtre, se concrétant en croûtes noirâtres.

Le ramollissement proprement dit et la suppuration sont très rares (MAX-ZEISSL). Quand ces tumeurs ont pris une extension trop considérable, la vie du malade est menacée, par asphyxie ou inanition. Il meurt ainsi si une maladie intercurrente comme une broncho-pneumonie ne l'emporte pas, ou s'il ne subit aucun traitement.

Durée. — La durée d'évolution du rhinosclérome est certainement variable. C'est cependant une maladie à échéance ordinairement éloignée. Il est difficile de donner des chiffres précis. La durée moyenne est de dix à douze ans. On cite cependant deux cas dont l'un a évolué en vingt-trois ans, l'autre en trois ans.

V

DIAGNOSTIC ET PRONOSTIC

Diagnostic. — Voici d'après Monnier les trois points qui forment la base du diagnostic :

1° Formation sur les choanes de membranes cicatricielles souvent disposées en coulisses.

2° L'accolement de la luette par des brides cicatricielles à la partie postérieure du voile du palais, de manière que lors d'un examen superficiel, la luette semble faire défaut.

3° La présence de sténoses en forme de diaphragme dans l'espace sous-glottique.

Il faut encore ajouter qu'il est caractérisé par la dureté de la tumeur, son accroissement lent, mais fatal ; son indolence spontanée, la symétrie des lésions, leur aspect gris rose luisant, l'absence presque constante d'ulcérations, enfin les examens microscopiques et bactériologiques.

Dans les cas ordinaires, où outre l'affection des fosses nasales on peut constater les variations si caractéristiques des parties extérieures du nez, particulièrement aux ailes du nez (dureté, rigidité), il s'agit d'un aspect si typique de la maladie, que la confusion avec une autre affection est presque impossible (WOLKOWITCH). Mais dans certains cas, quand il s'agit de végétations bosselées, sur les parois du nez le sclérome pourrait être confondu souvent avec les polypes du nez non pas les polypes muqueux de dureté moindre, de consistance molle et de situation différente, mais bien avec les variétés des *polypes durs, fibreux* ou *fibrosarcomes*. Cette confusion est possible tant que la tumeur scléromateuse reste petite. Il faut avoir recours alors à l'examen microscopique et bactériologique, surtout quand le nez est à peine déformé.

On pourrait encore confondre avec l'hypertrophie faiblement diffuse ou circonscrite de la muqueuse du nez, surtout quand les parties hypertrophiées ont une consistance dure.

Fréquemment le sclérome a l'aspect des *lésions syphilitiques tertiaires*. Celles-ci s'en distinguent par leur teinte plus ou moins cuivrée, leur distribution irrégulière, la rapidité d'apparition de l'ulcération qui est l'exception dans le sclérome. Le pourtour des lésions syphilitiques est enflammé, il y a perte de substance, ce qui n'a pas lieu dans le sclérome. Les ulcérations scléromateuses tendent très rapidement à se séparer, avec rétraction cicatricielle, ce qui fait qu'il y a rétraction en même temps que tumeur. Enfin dans la syphilis tertiaire il y a fréquemment perforation du voile du palais et engorgement ganglionnaire. Le traitement spécifique tranche la question. Il ne faut pas cependant abuser de l'iodure, qui peut activer le développement de la tumeur scléromateuse.

Le *cancer* ou *épithélioma cutané*, se distingue du sclé-

rome par sa marche plus rapide, la tendance à l'ulcération, aux hémorragies, et l'infiltration précoce des ganglions.

De plus, les lésions sont plutôt épidermiques que
dermiques ; elles apparaissent à un âge plus avancé et
ne respectent pas la barrière que le rhinosclérome ne
franchit pas.

Quant au *lupus tuberculeux*, il en diffère par la consistance plus molle des nodules, leur lividité et leur
inégalité. Ils ont une coloration spéciale jaune sucre
d'orge. Ils s'ulcèrent très rapidement, avec perte de
substance. Les ganglions lymphatiques sont presque
toujours intéressés.

Il existe une affection du larynx relativement fréquente, la *chordite hypertrophique chronique de la
corde vocale inférieure* (GERHARDT), qui présente une
grande similitude avec le sclérome de la trachée.
D'après Ziemssen, elle consiste dans l'induration de la
muqueuse et de la sous-muqueuse. L'induration fait
suite à une hyperplasie du tissu cellulaire. A l'examen
laryngologique, on voit de petites tumeurs grises ou
rouges qui font saillie sous les cordes vocales. On la
distingue par ce fait qu'elle est la suite d'un catarrhe
chronique ou d'une périchondrite, ou à la blennorrhée
chronique de STÖRCK.

La *farçinose chronique du centre de la face*, décrite
par HALLOPEAU et BESNIER, se distingue par des ulcérations à bords irréguliers, déchiquetés, à fond anfractueux
avec mamelons jaunâtres, à vastes décollements avec sécrétion huileuse où l'on trouve des bacilles de la morve[2].

[1] HALLOPEAU et LEREDDI, *Dermatologie*.

Le diagnostic différentiel doit encore se faire avec *l'actinomycose du nez* ou *de la lèvre supérieure*. Les grains jaunes feront faire le diagnostic.

Pronostic.— Le pronostic du sclérome est toujours grave ; il a la gravité de celui d'une tumeur maligne.

La maladie abandonnée à elle-même conduit fatalement à l'asphyxie par sténose des premières voies respiratoires, oblitération des fosses nasales, ou la privation de tout aliment par sténose du pharynx.

On ne doit pas compter sur une guérison spontanée, qui est rare. L'issue est donc fatale au bout de quelques années, si l'on n'intervient pas par le bougirage selon la méthode de Schrœtter, ou si l'on n'a recours à une cure radicale, qui consiste dans l'ablation totale des tumeurs avant qu'elles aient atteint un trop grand volume. Et là encore la récidive est des plus fréquentes, comme dans le cas de notre malade.

VI

OBSERVATIONS

OBSERVATION

*Rhinosclérome de la narine et de la fosse nasale gauches
(Service de M. le professeur Poncet).*

Mme X..., âgée de cinquante et un ans, femme d'un des médecins les plus distingués de la région, est porteur d'une lésion qui est localisée à l'aile gauche du nez, et pour laquelle elle vient consulter M. Poncet, en novembre 1899.

Mme X... a toujours joui d'une santé parfaite. Aucun antécédent diathésique. L'affection remonte à l'hiver de 1893. A cette époque apparut un coryza intense et persistant. Il s'accompagnait d'un suintement, de couleur ocre, dans les fosses nasales. Au bout de quelques jours, il se forma une plaque érythémateuse sur la partie latérale gauche du nez, à environ 1 centimètre au-dessus de l'ouverture de la narine. Cette plaque était pour la malade le foyer de douleurs assez notables, et la cause, comme troubles fonctionnels, d'une certaine gêne respiratoire.

Divers topiques adoucissants furent appliqués sans résultat. L'administration, à l'intérieur, d'huile de foie de morue, d'iodure de potassium, d'arsenic, ne produisit aucun effet.

A ce moment apparut, au niveau de la tumeur, une ulcération superficielle. On employa des modificateurs plus énergiques, tels que teinture d'iode, huile de cade, poudre arsenicale, savon de potasse, toujours sans résultat.

On eut recours alors à la pâte de Vienne, qu'on étalait, presque liquide, sur l'étendue de la tumeur, qui était alors de la grosseur d'un pois. Une amélioration sensible se produisit ; les douleurs disparurent et la cicatrisation fut obtenue.

Au bout de deux ou trois mois, la lésion réapparaissait sur les bords de la cicatrice, sous forme d'un liséré rouge, composé de petits nodules étalés sur 3 ou 4 millimètres du pourtour de la cicatrice, laissant cette dernière indemne.

A cette époque, un médecin consulté pensa qu'il s'agissait, sans rien affirmer, d'une acné séborréique de Unna. Il prescrivit la continuation du traitement à la pâte de Vienne, et à l'intérieur du bicarbonate. Un autre médecin ordonna des pulvérisations à l'acide phénique.

La pâte de Vienne produisant, seule une certaine amélioration, fut continuée, et la cicatrice s'étendit bientôt jusque sur l'arête du nez. Tous les symptômes avaient à peu près disparu.

Pour raison de voyage, le traitement fut alors abandonné pendant quelque temps. La lésion reparut, pénétra plus profondément dans les tissus et s'ulcéra quelque peu. On pensa alors, à un lupus, sur lequel se serait greffée une néoplasie.

C'est à la suite de la constatation de ces phénomènes que Mme X... vient consulter M. Poncet, en novembre 1899. Le diagnostic de rhinosclérome fut posé, après examen histologique par M. le Dr Dor. Une intervention est décidée et l'opération consiste dans l'ablation de la tumeur.

La malade part guérie. La guérison semble complète. On ne voit plus que la cicatrice. Vu de face, le nez est un peu asymétrique et dévié à gauche.

La guérison se maintient jusqu'en novembre 1900. Il survient alors quelques poussées irritatives de la narine. On aurait pu penser à un coryza intense, accompagné de besoins fréquents de se moucher. Il s'écoulait, en effet, par les narines, une humeur incolore et inodore, et à ce niveau existait une rougeur qui s'étendait jusqu'à la pommette, avec un peu de gonflement du ganglion préauriculaire.

Cet état persista jusqu'au mois de juin 1901. A cette époque, la malade voyant la tumeur récidiver, vint, de nouveau, consulter M. Poncet.

A l'examen extérieur, on constate une tumeur siégant à gauche de la cicatrice résultant de l'opération. Elle forme dans les parties molles une saillie notable, non ulcérée, de la grosseur d'une noisette. Elle est de consistance dure; la peau est adhérente.

Du côté de l'aile droite du nez, plusieurs nodules moins volumineux, mais présentant même aspect et même consistance.

La rhinoscopie antérieure, pratiquée par M. le Dr Sargnon, montre à gauche, à la partie supérieure, une tumeur rouge framboisé, légèrement bourgeonnante, non ulcérée, dure, limitée, n'atteignant pas les parties osseuses. La rhinoscopie postérieure ne donne rien. Rien dans le larynx, rien du côté du voile du palais. La tumeur framboisée de l'intérieur de la narine ne fait qu'un avec la tumeur extérieure.

M. Poncet pratique une nouvelle opération qui, consiste dans l'ablation totale de la tumeur suivie de curettage.

Examen histologique. — Après la première opération, l'examen histologique fut pratiqué par M. le Dr Dor. Les coupes faites dans la tumeur enlevée, et colorées par le violet de méthyle, montrèrent au microscope le tissu habituel du sclérome, c'est-à-dire une trame fibreuse dans les mailles de laquelle on voyait de grosses cellules de Mickulicz, les unes contenant des bacilles, d'autres des globes hyalins, d'autres enfin les deux éléments à la fois. Dans les mailles du tissu, le long des lympha_ tiques, on notait l'existence de bacilles de Frisch nettement encapsulés.

Il fut fait des cultures du bacille dans du bouillon. Elles se développèrent très bien.

Un cobaye fut inoculé sans résultat.

La lecture de cette observation ne donne pas l'idée d'un cas type de sclérome. Aussi n'est-ce point ainsi que nous le présentons. Il s'agit, à n'en pas douter, d'un cas atténué. Et cela tient soit à la moindre virulence du bacille soit et plutôt au terrain. En effet le sclérome se développe d'habitude chez les gens des classes inférieures dont l'hygiène et la nourriture sont défectueuses.

Chez notre malade il n'en est pas ainsi. Les conditions de vie furent toujours aussi bonnes que possible. Le bacille du sclérome a donc trouvé là un terrrain résistant, et la réaction de l'organisme ne lui a pas permis de donner lieu aux lésions habituelles.

D'ailleurs HUTL a présenté en 1898, à la *Société hongroise de laryngologie*, une malade semblable à la nôtre.

Il s'agit d'une ouvrière âgée de trente-cinq ans malade depuis trois ans.

Elle porte dans la narine gauche une tumeur grosse comme un pois qui augmente de volume ; une tumeur de même nature s'est développée dans la droite. Actuellement le nez est gros.

Les symptômes sont les mêmes que chez Mme X., et si chez elle la tumeur n'a pas pris une plus grande extension, cela est dû sans doute à sa bonne hygiène, mais aussi aux nombreuses cautérisations qu'elle a subies.

Des renseignements nouvellement reçus sur cette malade nous apprennent qu'il y a tendance à la récidive. De nouveaux petits nodules ont apparu sur la cicatrice à droite et à gauche, et leur apparition s'est accompagnée de douleur.

DEUXIÈME PARTIE

LA MALADIE DU RENIFLEMENT CHEZ LE PORC

ETUDE EXPÉRIMENTALE

I

HISTORIQUE. — ÉTIOLOGIE

La maladie du reniflement du porc était, jusqu'à ces derniers temps, absolument inconnue, quant à sa nature, en pathologie vétérinaire. On la considérait comme un *catarrhe nasal* simple, comme une localisation de l'*ostéomolacie*, comme le résultat d'une *cachexie* (Héring). Fredburger et Fröhner en faisaient une *affection protéiforme*. Imminger, se rapprochant de la vérité, la décrit comme une *rhinite infectieuse*. En somme, aucune indication précise n'aurait été fournie sur sa véritable nature. Au cours de l'année dernière, M. Dor, mis en présence de lésions fraîches, fut frappé des analogies qui existent entre celles-ci et les altérations faciales du rhinosclérome de l'homme, et M. Leblanc fut ainsi conduit à rechercher si la maladie du reniflement du porc ne serait pas, comme le rhinosclérome de l'homme une affection microbienne.

Avant d'entrer dans le détail des recherches faites sur ce sujet, il semble utile d'indiquer très brièvement la nature des symptômes observés sur les malades et les caractères des lésions.

La maladie apparaît sur les jeunes porcs vers l'âge de quatre mois, elle affecte surtout ceux-qui sont entretenus dans de mauvaises conditions hygiéniques, mais les animaux bien portants ne sont pas à l'abri de ses atteintes.

Dès 1832, H. d'Arboval rapportait qu'elle sévissait à l'état *enzootique* dans le duché de Nassau, et le fait qu'Imminger la considère comme une rhinite infectieuse établit suffisamment qu'elle revêt une allure contagieuse dans certaines contrées de la Bavière, où cet auteur l'a observée.

En France, la maladie du reniflement paraît exister sur plusieurs points du territoire. Les renseignements qui nous sont parvenus nous permettent d'affirmer qu'elle est fréquente dans les Ardennes, dans l'Ain, dans la Nièvre, dans l'Indre. Et à ce sujet, nous devons à un de nos correspondants un argument de plus en faveur de la nature microbienne de l'affection. Dans le département de la Nièvre, la maladie était une rareté il y a une quinzaine d'années ; depuis trois ou quatre ans les animaux atteints sont plus nombreux et la mortalité augmente.

Bien plus, il est possible, dans beaucoup de cas, lorsque la maladie apparaît dans une porcherie, d'arriver à la certitude qu'elle débute sur des animaux importés provenant d'une écurie où la maladie existait antérieurement.

Il y a là toute une catégorie de faits qui ont presque la valeur d'expériences de laboratoire, et qu'il était intéressant de rapporter, puisque notre but est d'établir que la maladie du reniflement est une affection micro-bienne.

II

SYMPTOMATOLOGIE

Souvent, la maladie débute par des boiteries. Ces boiteries sont le fait d'arthrites multiples, frappant surtout les articulations complexes et à large surface

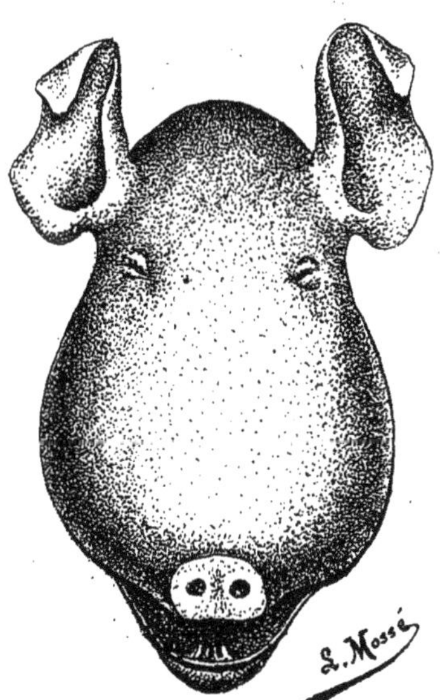

Fig. 1. — Tête de porc montrant l'élargissement de la partie supérieure de la tête.

(Cliché dû à l'obligeance de MM. Mathis et P. Leblanc)

(articulation fémoro-tibio-rotulienne, articulation huméro-radio-cubitale, etc.). Les régions articulaires

s'empâtent, augmentent de volume, deviennent dou-
loureuses, se nouent. L'inflammation articulaire peut
rétrocéder et disparaître complètement, ou aller
s'accentuant chaque jour. Dans ce cas, les membres se
déforment, les muscles s'atrophient par défaut de fonc-
tionnement, les malades, presque continuellement cou-
chés, ne se déplacent sur les genoux ou les jarrets que
pour prendre leur nourriture.

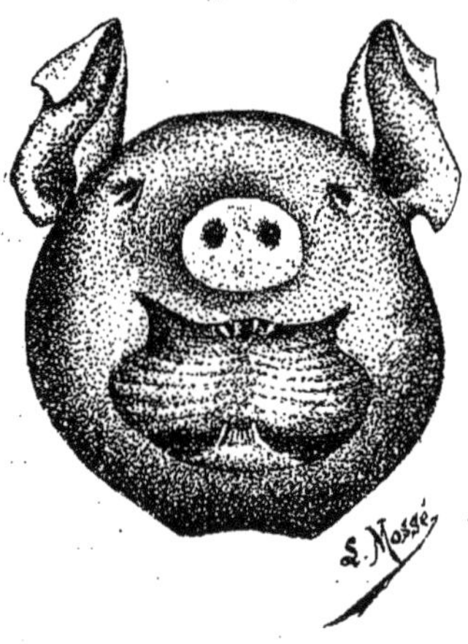

Fig. 2. — Tête de porc montrant le bombement de la voûte palatine.
(Cliché dû à l'obligeance de MM. Mathis et P. Leblanc.)

Simultanément ou après la phase aiguë de l'arthrite,
quelquefois alors que celle-ci est complètement guérie,
on voit apparaître du cornage. L'examen attentif du
sujet révèle presque toujours à ce moment l'existence
d'une lésion de la face. Tout à fait au début, celle-ci
se traduit par le dévelopnement, de chaque côté de la
ligne médiane de la tête, d'une tuméfaction allongée
parallèlement au grand axe du nez. Cette tuméfaction
est symétrique et assez ferme. *Il n'y a pas de jetage.*

Peu à peu, les lésions s'accentuent au niveau de la face, et quelquefois, mais pas toujours, le *maxillaire inférieur* lui-même se gonfle, augmente de volume et tend à prendre des dimensions en rapport avec celles du maxillaire supérieur. Le cornage peut précéder de deux mois l'apparition des lésions locales. Celles-ci évoluent insensiblement, et le vétérinaire n'est consulté que lorsque les symptômes présentés par le malade deviennent alarmants. A cette époque, voici quelle est leur physionomie :

« Toute la partie ayant pour base les deux maxillaires supérieurs est gonflée, luisante, d'un blanc laiteux, à peu près dépourvue de poils ; sur le chanfrein, un méplat accusé au niveau des sus-nasaux. Rien du côté des frontaux et des autres os du crâne. La mâchoire inférieure est aussi très tuméfiée, ses branches sont écartées en arrière, et elle n'atteint pas l'extrémité antérieure de la mâchoire supérieure : elle en reste distante de plusieurs centimètres. Les dents incisives, en haut comme en bas, sont bien développées, les molaires supérieures sont rejetées au dehors, les inférieures bien sorties et verticales, s'appuyant sur le palais très élargi et bombé. De profil, le palais, bombé, prend la forme d'une proue ou de la semelle d'un sabot.

« Les malades respirent difficilement, l'air peut à peine passer par les cavités nasales et fait entendre dans l'inspiration un bruit de reniflement particulier qu'on perçoit à distance ; l'expiration se fait par la bouche. Le soulèvement des côtes est très difficile et en discordance avec les mouvements du flanc. De temps en temps apparaissent de véritables crises d'étouffement, pendant lesquelles la respiration ne semble plus se faire que par la bouche ; l'hématose se fait mal, la peau et les muqueuses bleuissent ; on croit que la fin va survenir, et cependant, au bout de quelques heures, le calme se rétablit et la peau redevient blanche. » (MATHIS et LEBLANC.)

Dans beaucoup de cas, la cavité buccale est tellement réduite que les malades sont incapables d'y loger leur langue, qui pend alors au dehors, se congestionne et finit par être le siège de plaies qui n'ont aucune tendance à la guérison.

On peut observer de la *surdité*.

Quand les malades sont arrivés au degré que nous venons d'indiquer, ils sont généralement sacrifiés ou on les trouve un matin étendus morts dans leur loge.

Au début de cette description symptomatique, il a été indiqué que la maladie s'accompagnait ou était précédée d'arthrites. Mais, sans vouloir relier les *lésions articulaires* aux *lésions faciales*, elles peuvent être absolument indépendantes l'une de l'autre, n'avoir entre elles aucune relation. S'agit-il d'une extériorisation microbienne ? Il est impossible de répondre par l'affirmative tant qu'on n'aura pas trouvé dans les cavités articulaires l'agent provocateur de la lésion faciale.

III

ANATOMIE PATHOLOGIQUE

Les seules affections intéressantes sont reléguées à la tête. A part les articulations, et il est des cas où elles sont indemnes, tout le tissu osseux est normal, la colonne rachidienne, les côtes, le bassin, les os longs ne sont le siège d'aucune altération.

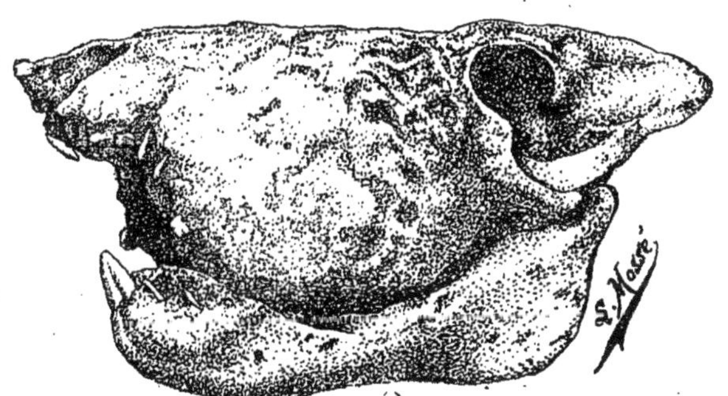

FG.13. — Squelette de tête de porc montrant les ablations osseuses.
(Cliché dû à l'obligeance de MM. Mathis et P. Leblanc.)

Voyons donc quelle est la physionomie de la tumeur développée au niveau de la face. Elle ressemble, autant que deux lésions observées sur des espèces différentes peuvent se ressembler, à la tumeur du rhinosclérome de l'homme. La description de Cornil et Alvarez (in *Archives de physiologie)* pourrait être donnée, sans être modifiée, comme étant celle de la maladie du reniflement du porc.

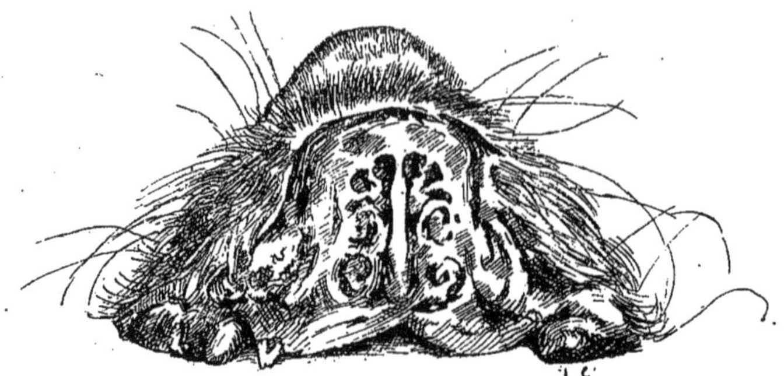

Fig. 1. — Groin de porc normal.
Cliché du à l'obligeance de M. Leblanc.

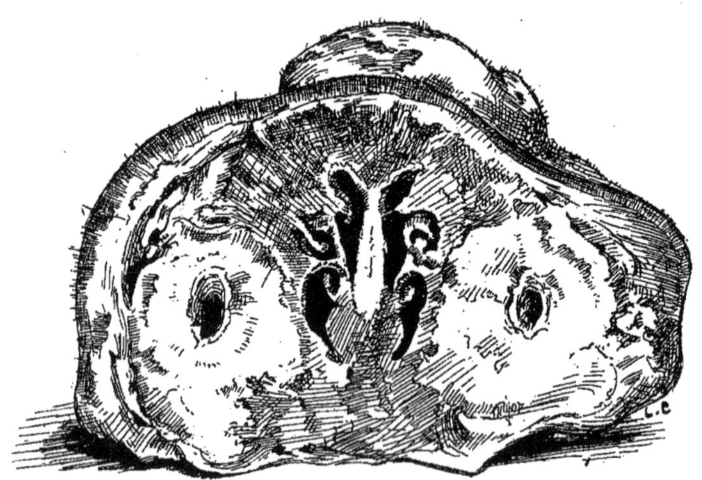

Fig. 2. — Groin de porc rhinoscléromateux (maxillaire supérieur), montrant de chaque côté des fosses nasales une tumeur dans laquelle est inclus un follicule dentaire.

Les cavités nasales, cloison médiane du nez, cornets, cellules ethmoïdales sont absolument *indemnes*. Il n'existe à leur niveau aucune lésion, la muqueuse est normale, lisse, sans altération inflammatoire ni enduit d'aucune sorte. Cette constatation, que nous avons pu faire dans tous les cas que nous avons observés, n'est pas sans intérêt au point de vue du lieu d'inoculation.

Le tissu néoformé s'est développé *de chaque côté des fosses nasales et en dessous*, son extension s'accompagne nécessairement de la compression des cavités nasales, de leur rétrécissement et de leur déplacement *en haut*. Celles-ci sont d'autant plus étroites qu'on s'éloigne plus du groin. La transformation des cavités nasales en des fentes étroites explique suffisamment la difficulté respiratoire observée chez les malades.

Si l'on porte son attention sur la paroi osseuse du nez, on constate qu'elle a disparu et qu'elle est remplacée, sur une coupe transversale, par une surface circulaire occupée par un tissu nouveau qui refoule tout vers la périphérie. Ce tissu est de coloration blanc violâtre, parsemé de quelques points hémorragiques ; sa consistance est ferme, fibreuse ; la pression exercée à sa surface laisse sourdre une petite quantité de sérosité claire. La néoplasie est également développée à droite et à gauche, elle s'étend depuis l'extrémité antérieure de la tête et va en augmentant de dimension jusqu'à la cavité pharyngienne qu'elle obture partiellement. La partie *osseuse* des sus-nasaux et du maxillaire supérieur a complètement disparu, la voûte palatine est détruite, la muqueuse est appliquée à la surface de la néoplasie sous-jacente.

Le tissu de la tumeur paraît homogène dans toute l'étendue des os maxillaires. Les dents sont assez soli=

dement fixées dans la couche fibreuse, mais elles sont généralement déviées.

Les altérations siégeant au niveau du maxillaire supérieure *existaient également* sur le maxillaire *inférieur*, et c'est là un fait de la plus haute importance au point de vue de la nature et de l'origine de la maladie. Cette constatation permet, en effet, de penser que l'inoculation ne se fait pas au niveau de la *muqueuse nasale*, mais probablement à la faveur d'érosion de la muqueuse *buccale*. L'examen du maxillaire inférieur montre la disparition presque complète du tissu osseux, l'écartement de bosses osseuses de surface, et le remplacement du tissu spongieux intra-osseux par une néoformation fibreuse, ayant absolument la même physionomie macroscopique que celle de la tumeur développée sur les côtés de la cloison nasale.

L'étude microscopique faite rapidement il y a quelques années par le professeur MATHIS avait établi que les os malades « sont constitués surtout par du tissu fibreux, au milieu duquel se croisent des lamelles, des aiguilles, des travées de substance osseuse ou cartilagineuse » (MATHIS et LEBLANC[1]).

Les recherches nouvelles que nous avons pu faire nous ont prouvé qu'au point de vue histologique la lésion était *assez semblable* à celle du rhinosclérome de l'homme, moins cependant les cellules de Mickulicz, que dans ces derniers temps on a considérées comme des éléments spécifiques. L'avenir dira l'importance

---

[1] MATHIS et LEBLANC, *Journal de méd. vétér. et de zootechnie anim.*, p. 586.

qu'il faut attacher à ce fait, que nous ne considérons pas comme absolument caractéristique. Mickulicz lui-même, consulté, a déclaré qu'il ne croyait pas qu'il faille attacher aux éléments qui portent son nom une pareille valeur.

Il n'a pas été possible non plus de relever, comme l'avaient fait Cornil et Alvarez, dans les coupes les agents microbiens caractéristiques de la maladie. Mais ceci n'a rien qui puisse étonner, étant donné la forme sous laquelle ils se présentent à l'intérieur des lésions.

Pour en revenir à notre point de départ, nous pouvons dire que la tumeur est presque exclusivement fibreuse, constituée par du tissu adulte, peu riche en éléments cellulaires dans les couches profondes, formé au contraire de tissu jeune lacunaire, riche en éléments actifs à la périphérie et dans certains territoires voisins des bandes fibreuses qui semblent émaner de ce qui reste du périoste.

La néoplasie est limitée par une couche de tissu fibreux jaune ou noir d'active prolifération à sa face interne on peut retrouver en certains points des îlots cartilagineux dont la substance fondamentale ne se colore pas ou mal et dont les éléments cellulaires se montrent entourés d'une capsule moins évidente.

La couche fibreuse périphérique, probablement de nature périostique, lance dans la masse de la néoplasie de grosses travées qui la divisent en compartiments, et cette travée secondaire donne elle-même naissance à des travées tertiaires qui plongent dans la profondeur de la néoplasie, travées dans le voisinage desquelles semble s'effectuer une active prolifération cellulaire.

Les pièces macérées donnent très nettement l'idée de la nature des altérations et de leur *point de départ*. Les altérations sont surtout évidentes sur les maxillaires supérieurs et les sus-nasaux; les autres os de la tête, à l'exception du maxillaire inférieur, ont conservé une apparence normale. « Les parties malades sont constituées par des lamelles osseuses, interrompues, creusées de sillons, qui sont comblés sur le niveau par du tissu fibreux, et de lames de cartilage dont il existe encore quelques vestiges. Nous ne pouvons mieux comparer la partie malade, quant à son aspect, qu'à une éponge. Il semble que de chaque côté de la cloison nasale, en avant des arcades orbitaires, on ait collé une éponge. Ce gonflement des os, qu'on dirait soufflés, détermine une oblitération presque complète des cavités nasales.

Le maxillaire inférieur présente des altérations analogues mais moins accusées (MATHIS et P. LEBLANC).

Les lésions des *jointures* portent sur les diverses parties de l'articulation : tissus péri-articulaires, synoviales, liquide synovial, cartilage de revêtement.

1° *Tissus péri-articulaires.* — Les muscles qui entourent les articulations malades ou qui passent à leur surface sont dégénérés, pâles, fibreux, rétractés. Dans le voisinage de la jointure, ils sont englobés dans un exsudat séreux, séro-gélatineux, citrin, injecté, quelquefois organisé.

2° *Synoviale.* — La synoviale, au lieu d'avoir l'épaisseur d'une feuille de papier à cigarettes, est toujours augmentée considérablement d'épaisseur, elle est fibreuse, fibro-cartilagineuse, dure, non vascularisée sur sa face interne, blanchâtre et luisante.

3° *Liquide synovial.* — Le liquide synovial n'est ni purulent ni louche, mais il est épais, huileux, gluant.

4° *Cartilage de revêtement.* — Les lésions les plus intéressantes portent sur le cartilage de revêtement, ces cartilages sont chiffonnés, plissés dans le sens de leur grand axe, on dirait que leur développement limité n'a pu suivre l'extension de la couche osseuse sous-jacente, sur certains points le cartilage est usé ; il existe même des ulcérations allant jusqu'au tissu osseux.

Quand les lésions ne sont pas très anciennes, il n'existe pas de *périostose épiphysaire.* [1]

---

[1] D. Leblanc, *Bulletin de la Société des sciences vétérinaires*, séance du 7 juillet 1901, p. 180.

IV

ÉTUDE BACTÉRIOLOGIQUE

M. Leblanc a pu étudier, au point de vue bactériologique expé-
rimental, cinq cas de maladie du reniflement; dans quatre cas,
les ensemencements qui ont été faits ont donné le même agent,
dans un cas les cultures sont restées stériles[1].

Au début, comme on pensait que l'inoculation devait se faire
par la muqueuse nasale, deux ballons de bouillon de bœuf
furent ensemencés avec le fil de platine passé à la surface de la
muqueuse, et deux ballons ensemencés avec le fil de platine
implanté au centre de la néoplasie, dont la surface avait été
préalablement cautérisée.

Contrairement à ce qu'on pouvait attendre, les ballons ensemencés avec la muqueuse nasale ne cultivèrent pas; les deux
autres, dans lesquels la semence avait été puisée au centre de la
néoplasie, présentèrent après deux heures une abondante culture.

Dans les recherches faites dans la suite, M. Leblanc s'est toujours adressé, pour faire ses ensemencements, à la végétation
fibreuse tenant lieu d'os. Dans tous les cas les résultats ont été
identiques, les cultures ont présenté les mêmes caractères, et les
agents y développés nous ont paru identiques.

Caractères des cultures en bouillon. La culture est très
rapide; après seize heures, on constate déjà en bouillon de

---

[1] D. Leblanc, *Bulletin de la Société des sciences vétérinaires,*
séance du 7 juillet 1901, p. 180.

bœuf à 38 degrés, un trouble évident du milieu, le louche va en
s'accentuant pendant quarante-huit heures, temps après lequel la végétation microbienne semble s'arrêter. Le bouillon se
recouvre alors d'un voile fragmenté, à reflets irisés, et la culture
se dépose dans le fond du ballon, sous la forme d'un enduit blanc,
abondant.

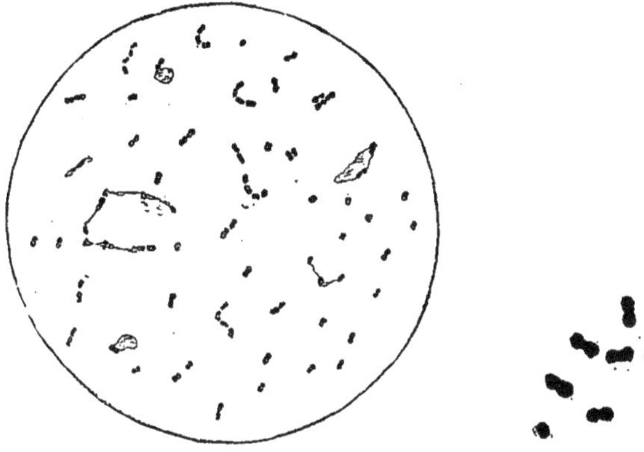

Culture de 48 heures.
570 D. Oc. 1 1/2 Im.

1200 D. 1/12 Im. Leitz Oc. 5.

A aucun moment le bouillon essayé au tournesol ne présente
de réaction acide, il reste constamment alcalin.

Si l'on étudie le microbe en culture dans le bouillon, après
seize, vingt-quatre, quarante-huit heures et trois jours, on constate qu'il s'agit d'un diplo-bacille trapu, assez gros, arrondi à
ses extrémités, se produisant par division directe. Cet agent se
colore très aisément par les diverses couleurs d'aniline, no-
tamment par le violet de gentiane, en solution hydro-alcoolique.

Il ne se décolore qu'incomplètement par la *méthode de Gram*.

Lorsqu'on recherche les modifications que subit cet agent
conservé en bouillon, on constate que sa vie normale est de très
courte durée. En effet, si le troisieme jour et quelquefois le
quatrième jour, le microbe puisé dans la culture et examiné
au microscope n'est plus reconnaissable, il présente des formes
d'involution assez analogues à celles qu'on a décrites pour le bacille de la lèpre. Il se présente avec la forme de corpuscules irré-

guliers, fragmentés, arrondis à une extrémité, effilés à l'autre, prenant très mal la matière colorante. Certains sont de véritables sphères, d'autres ramifiés en Y, d'autres encore, en chapelets, dont les grains sont informes.

La transformation rapide de l'agent pathogène en forme involutive, explique les insuccès de l'examen direct des lésions par raclage. On trouve en effet dans les lésions des formes involutives, qu'il est impossible de prendre pour des microbes, si l'on n'en connaît pas la particularité précédente.

Il est intéressant de faire remarquer que l'on obtient d'emblée dans la plupart des cas, une culture pure en bouillon, en ensemençant le suc de la néoplasie.

Les cultures successives dans un même milieu sont de moins en moins abondantes.

Sur *gélose*, la culture est très *rapide*, elle est abondante après vingt-quatre heures et recouvre toute la surface du milieu nutritif. Elle est irrégulière, de coloration jaunâtre, d'apparence huileuse.

Sur *gélatine*, la culture est *lente*, elle s'étale sous la forme d'un disque blanc grisâtre, à bords relevés, à centre saillant. Le milieu n'est jamais liquéfié.

En vingt-quatre heures, une culture en bouillon ensemencé sur *pomme de terre* donne une culture abondante, constituée par un grand nombre de petites colonies. Études accolées les unes aux autres, couleur du milieu sur lequel elles ont poussé.

Sur *carotte*, la culture est homogène, blanchâtre, onctueuse, à surface humide.

Les cultures en milieux *liquides* ou *solides* traités par le *liquide synovial*, sont demeurées absolument stériles.

Réaction pathologique. — Le pouvoir pathogène du bacille trouvé dans la lésion a été essayé sur *trois porcs*, des *lapins*, des *cobayes*, et sur le *chien*.

Le 27 février 1901, on injecte dans le tissu conjonctif souscutané de la peau du groin d'une truie 2 centimètres de culture.

La même injection est faite à deux porcelets âgés de six semaines, dans la *muqueuse palatine* et sous la *muqueuse buccale*.

Les trois animaux inoculés n'ont pas été autrement incommodés par l'injection, mais il s'est développé progressivement au niveau de la tête une tuméfaction qui a aujourd'hui, neuf mois après l'injection, un développement assez accusé pour être apprécié sur une simple photographie.

Les animaux n'ont pas encore été sacrifiés, ils donnent en tout cas l'impression d'individus atteints de la maladie spontanée. On pourra rechercher prochainement si la lésion expérimentale correspond à la lésion spontanée, et si l'on retrouve à son intérieur le bacille inoculé.

Le même jour, 27 février, *deux cobayes* sont inoculés sous la peau, avec 1 centimètre cube de culture en bouillon, l'un meurt après quatre heures d'intoxication, semble-t-il ; l'autre ne succombe que six jours après, sans lésions accusées.

Le 7 mars, une culture de trois jours en bouillon est inoculée sous la peau à deux cobayes.

2 centimètres cubes de la même culture sont injectés à la face interne de la cuisse d'un *jeune chien*.

2 centimètres cubes de la même culture sont injectés à la face interne de la cuisse d'une *brebis*.

Des deux cobayes inoculés le 7 mars, l'un meurt le 10, l'autre le 18. Le premier ne présente que des lésions congestives avec infiltration hémorragique au point d'inoculation. Le second ne présente aucune lésion évidente.

Le *chien* et la *brebis* inoculés sous la peau de la face interne de la cuisse n'ont aucunement réagi. L'injection n'a déterminé aucune lésion locale.

Le 7 mai, nous pratiquons une injection sous-cutanée de 2 centimètres cubes d'une culture de dix jours à quatre cobayes. Le lendemain 8, ils sont tous atteints de diarrhée et présentent un léger engorgement de la patte inoculée. Tous résistent.

Le même jour, 7 mai, deux lapins sont inoculés avec 2 centimètres de culture en bouillon, l'un dans la *vessie*, l'autre sous la peau, le premier meurt quatre heures après sans lésions apparentes. Le deuxième fait un abcès au point d'inoculation.

Deux autres lapins inoculés dans le *péritoine* résistent et vivent encore actuellement.

Des expériences précédentes il résulte que l'agent pathogène ne semble pas avoir provoqué d'accidents constants et typiques chez les sujets inoculés, cobaye, lapin, brebis ; seul le *porc* présente une lésion analogue à celle que l'on observe dans la maladie spontanée.

En résumé, dans le cas de maladie du reniflement, nous avons trouvé un agent pathogène présentant toujours les mêmes caractères, ne possédant envers les autres espèces aucun pouvoir pathogène évident, mais paraissant capable de reproduire une lésion analogue à celle dont il provient. Il semble donc qu'on soit bien en présence du véritable microbe pathogène.

Quelle serait la voie d'introduction ? A cette question il est bien difficile de répondre d'une façon précise, mais selon toute probabilité, nous pensons qu'il doit arriver dans les tissus par les cavités alvéolaires ; il ne provoque de lésions nasales que secondairement ; la néoplasie qui déforme la face débute en effet à la base des molaires, et se développe suivant une ligne qui correspond à la ligne d'implantation de ces dents.

Il s'agit donc d'une affection du tissu osseux, et ce qui vient renforcer cette manière de voir, c'est les constatations de lésions analogues sur le maxillaire inférieur et la physionomie des pièces macérées.

TROISIÈME PARTIE

ÉTUDE COMPARATIVE

En résumé, si l'on compare la maladie du reniflement du porc au sclérome de l'homme, comparaison
qui n'est pas dénuée d'intérêt, puisque c'est elle qui a
été l'occasion de ce travail, nous voyons que ces deux
états pathologiques ont de nombreux points de contact. Ce rapprochement, nous l'établirons brièvement
dans un tableau d'ensemble qui parlera plus nettement
aux yeux qu'un long parallèle.

Rhinosclérome.	**Maladie du reniflement.**

Maladies infectieuses.
Maladies probablement contagieuses.

Symptomatologie.

Même physionomie clinique.

Début de la lésion le plus souvent au niveau de la muqueuse nasale. — Quelquefois au niveau du bord alvéolaire du maxillaire supérieur.	Début presque toujours au niveau des alvéoles du maxillaire supérieur et secondairement du maxillaire inférieur.

Développement symétrique des lésions.

Elargissement de la base du nez ou du groin.

Dureté de la tumeur.

Rareté des ulcérations.

Accroissement lent des lésions.

Indolence spontanée.

Mêmes troubles fonctionnels : dyspnée, dysphagie.

Anatomie pathologique.

Analogie des lésions macroscopiques.
Tumeur à prédominance du tissu scléreux.

Lésions microscopiques.

Envahissement peu fréquent du tissu osseux et constant du derme.	Envahissement constant du tissu osseux, rare des autres tissus.
Présence des cellules de Mikulicz avec bacilles.	Pas de cellules de Mikulicz. Les bacilles n'ont pu être constatés.

Bactériologie.

Analogie des caractères des bacilles.

Longueur. . .	2 μ.5 à 3 μ.	2 μ.5 à 3 μ.
Largeur . . .	0 μ.6 à 0 μ.8	0 μ.6 à 0 μ.8.

Rhinosclérome.   **Maladie du reniflement.**

Bâtonnets à extrémité renflée.

Possède une capsule sur les coupes.

Capsule rare dans les cultures sur bouillon.   Pas de capsule, semble-t-il, dans les cultures en bouillon[1].

Se colorent bien par les couleurs d'aniline.

Le Gram ne le décolore que peu.   Le Gram le décolore incomplètement.

Ne liquéfient pas la gélatine.

Dépose dans le bouillon en deux ou trois jours un produit nuageux, blanchâtre, filant.   Culture rapide, complète en trois jours. Dépôt d'un produit abondant, blanchâtre.

Inoffensif pour le chien, le cobaye, le lapin, la souris.   Inoffensif pour le cobaye (en général), le lapin, le chien, la brebis.

Pas de suppuration en injection sous-cutanée.

?   Pathogène pour le porc.

Etiologie.

Mauvaise hygiène.

La pathogénie, qui jusque-là est restée obscure, semble maintenant s'éclairer d'un jour nouveau. Si l'on ne peut préciser d'une façon certaine la condition dans laquelle l'homme est soumis à l'influence du ba-

[1] Cependant, d'après les dernières données bactériologiques, il faudrait admettre que les légers voiles que l'on peut voir au microscope, au voisinage de certains bacilles, sont les analogues de capsules et un mode de réaction de certains microbes vis-à-vis d'un milieu de culture ne présentant pas tous les éléments nécessaires à leur nutrition. (Cas d'une culture sur bouillon qui vieillit.) (Voir fig.).

cille de Frisch, il n'est pas invraisemblable de penser
que la contagion puisse se faire du porc à l'homme.

Les malades sont souvent des gens qui vivent presque en communauté avec des animaux (Schroetter),
parmi lesquels doit figurer probablement le porc. Cette
idée de contagion vient donc naturellement à l'esprit.
Ce n'est là évidemment qu'une hypothèse qui pourra se
vérifier. Elle appelle, en effet, de nouvelles recherches,
la constatation de l'endémicité parallèle du sclérome
et de la maladie du reniflement, et la possibilité de l'inoculation du bacille de Frisch au porc. Si un jour cette
inoculation donne des résultats positifs et reproduit
des lésions comparables, il sera permis d'identifier les
deux affections.

A l'heure actuelle, nous trouvons dans tous les faits
que nous avons rapportés la justification de la comparaison établie, et si jusqu'à nouvel ordre l'identification
n'est pas complète, si l'une ne peut être considérée
comme la source de l'autre, tout le monde reconnaîtra
qu'on a souvent rapproché des maladies qui n'avaient
pas autant de points de contact.

CONCLUSIONS

I. On sait que le rhinosclérome est une maladie des fosses nasales à bacille déterminé spécifique.

Cette maladie, qui est endémique, est probablement contagieuse.

II. Jusqu'à ce jour, on n'avait constaté le rhinosclérome en France que sur des sujets étrangers à notre pays : cas de VERNEUIL, BESNIER, VIDAL ; il s'agissait d'Américains du Sud.

L'observation du rhinosclérome que nous rapportons dans notre thèse et que nous avons observé à la clinique de M. le professeur PONCET, est donc le premier cas recueilli en France de cette curieuse maladie, qui a surtout été observée et étudiée en Autriche-Hongrie, en Russie, dans l'Amérique centrale, etc., où elle est de plus en plus fréquente.

III. Depuis les recherches de MM. Louis DOR, chef du laboratoire de la clinique de M. PONCET, et de M. P. LEBLANC, répétiteur à l'Ecole vétérinaire de Lyon, on doit, il nous semble, rapprocher du rhinosclérome de l'homme la maladie du reniflement chez le porc, au triple point de vue : symptomatologique, anatomo-pathologique et bactériologique.

IV. Si ces deux maladies paraissent identiques chez l'homme et chez le porc, ainsi que tendent à l'établir les recherches en question, le rhinosclérome se rencontrerait probablement plus volontiers dans les pays où on fait l'élevage du porc et dans lesquels les contacts de l'homme avec ces animaux, parfois une sorte de vie commune, rendent la contagion plus facile.

V. Il reste dans tous les cas à établir le mode de contamination du porc, et alors cette même cause pourrait devenir commune à l'homme et à ce genre d'animaux.

BIBLIOGRAPHIE [1]

Allen (C.-W.), Two cases of rhinoscleroma. (N. Y. Med. Record, 19 mars 1900.)

Alvarez, Recherches sur l'anatomie pathologique du rhinosclérome. (Arch. de physiol. normale et pathol., n° 2, 1886.)

Barduzzi, Rinoscleroma. (Giorn. italiano delle mal. veneree e della pelle, fasc. t. I, 1885.)

Baurowicz, VI. Das Sclerom auf Grund der Beobachtung von 100 Fällen. (Fraenkel's Archiv., Bd. X, H. 3, 1900.)

Besnier (E.), Un cas de rhinosclérome. (Gaz. des hôp., p. 281, 1891, et Bull. de la Soc. franç. de derm. et syphil., juillet 1891.)

Bojew, Ein Fall von Rhinosclerom. (Monats. f. Ohrenh., n° 3, 1899.)

Bosworth (F.-H), Diseases of the Throat and Nose. Chapter of Rhinoscleroma, p. 381, New-York, 1889.

Campbell (E.), Wiener med. Blätter, n°s 20 et 21, 1898.

Castex (A.). I. Rev. de laryngol., 15 mars 1892 et n° 14, 1894, et Ann. des mal. de l'oreille et du lar., p. 616, 1894.

II. Maladies du larynx, du nez et des oreilles, p. 307. (Baillière, éditeur, Paris, 1899.)

Chiappa (del), Sopra il valore diagnostico dei globuli ialini del rinoscleroma. (Milan, 1882.)

Chiari (O.). I. Ueber Kehlkopfstenosen und ihre Therapie. (Monast. f. Ohrenh., n° 6, 1881.) (Cl. v. S.)

<hr>

[1] Pour la bibliographie complète, voir *Annales des maladies de l'oreille, du larynx, du nez et du pharynx*, t. XXVII, n° 3, mars 1901. p. 284 et suivantes.

II. Ueber Trachealstenosen und ihre Behandlung nach der SCHROETTERSCHEN Methode. (Monast. f. Ohrenh., nᵒ 12, 1881.)

III. Stenose des Kehlkopfes und der Luftræhre bei Rhinosclerom. (Wiener. med. Jahrb., h. 2, 1882.)

IV. Rhinosclerom des weichen Gaumens. (Congrès intern. de méd. de Copenhague, 1884, p. 148, vol. IV.)

CHIARI (O.) et RIEHL, Das Rhinosclerom der Schleimhaut. (Zeits. f. Heilk., H. 4, u. 5, 1885.)

CORNIL (V.), Le rhinosclérome. (Progrès méd., t. XI, p. 587, 1883, et Bull. de la Soc. anat. Paris, p. 319, 1883.)

CORNIL et ALVAREZ, I. Mémoire pour servir à l'histoire du rhinosclérome. (Arch. de physiol. norm. et pathol., t. VI, 1885 ; Bull. de l'Acad. de méd., 8 avril 1885.)

II. Sur les microorganismes du rhinosclérome. (Ann. de dermatol., p. 203, 1885.)

CORNIL et BABÈS, I. Histologie pathologique, 2ᵉ éd., vol. II, p. 854.

II. Les Bactéries dans les maladies infectieuses (p. 565, Paris, 1885).

CORNIL et RANVIER, Histologie pathologique (2ᵉ éd, p. 854, vol. II).

DAVIES (SIDNEY), A case of rhinoscleroma. (Brit. med. journ., may 29, nᵒ 1326, 1886.)

DOR (Louis), Lyon médical, 1900.

DOUTRELEPONT, Zur Therapie des Rhinoscleromes. (Deutsch. med. Woch., nᵒ 5, 1887.)

DUCREY, Sopra alcuni capsulati, ecc. comparativamente studiati col microorganismo del rinoscleroma. (Atti della Soc. Ital. di Derm. e Sifil. 1897.)

EBSTEIN, I. Demonstration von zwei Fallen von Sclerom der oberen Luftwege. (Wiener laryngol. Gesellsch., in Wiener klin. Woch., nᵒ 51, 1898.)

II. Demonstration eines Falles von Sclerom der oberen Luftwege. (Ibid., in Wiener klin. Woch., nᵒ 6, 1901.)

FINCH-NOYES (A.), Beitrag zur Histologie des Rhinoscleromes : colloïde Zellen. (Monatsch. f. pract. Derm., août 1890.)

FRANKENBERGER, I. Casopis lek., nᵒˢ 21 et 22, 1896.

II. Zur Casuistik der Trachealstenosen. (Wiener klin.
Rundsch., n⁰ˢ 16 et 17, 1900.)

FREEMAN (W.-J.), A Case of rhinoscleroma ocurring in a Russian
in the United States. (Ann. of. otol. rhin. etc., n° 5,
1900, analysé in Journ. of Eye, Ear and Throat Diseases,
p. 294, 1900.)

FREUDENTHAL, Rhinoscleroma. (N. Y. med. record, 1ᵉʳ février et
14 mars 1896; analysé in Centr. f. Lar., Bd. XII, p. 534.)

FRISCH (v.), Zur Aetiologie des Rhinoscleromes. (Wiener med.
Woch., n° 32, 1882.)

GERBER (P.-H.), I. Ueber das Sclerom insbesondere in Ostpreussen. (Arch. f. Laryngol., Bd. X, H. 3, 1900.)

II. Zur Fest-stellung des Scleromes in Ostpreussen. (Deutsch.
med. Woch., n⁰ 35, 1900 et Allg. med. Centralzeitung,
n° 71, p. 838, 1900.)

GUTIERREZ, Contribution à l'étude du rhinosclérome (thèse de
Guatémala, 1899, analysée in Ann. des mal. de l'oreille,
t. XXVI, n⁰ 1, p. 206, 1900).

HALLOPEAU (H.), L'agent infectieux du rhinosclérome. (La France
méd., 16 janvier 1890.)

HEBRA. Ueber ein eigenthümliches Neugebilde an der Nase, Rhi-
nosclerom, nebst histolog. Befunde von M. Kaposi.
(Wiener med. Woch., n° 1, 1870, u. Wiener med.
Presse, n⁰ 23, 1870.)

HEERMAN, Zwei Fälle von Sclerom in Deutschland. (Deutsch. med.
Woch., n⁰ 22, 1898.)

HERYNG (T.), Demonstration und Discussion über Sclerom. (Bericht. d. Gesells. der Aerzte in Warschau, 4 novembre
1884; cité d'après BAUROWICZ.)

HUEETL (F.), Fall von Rhinosclerom. (Sitzungsbericht der ungar
laryngol. Gesellsch., 1ᵉʳ décembre 1898.)

JACKSON, A case of Rhinoscleroma (17ᵗʰ Meeting of the Amer.
Dermatol. Soc. Milwaukee, 1893.)

JACQUET, Recherches histologiques et bactériologiques. (Bull. de
la Soc. de dermatol., juillet 1891, p. 327.)

Jakowski et Matlakowski, Ueber Rhinosclerom (Hebræ). (Gaz.
    Lekarska, nᵒˢ 45-53, 1887.)

Irsai, Fall von Rhinosclerom. (Sitzungsber. der Gesellsch. Ungar.
    Ohren-und Kehlkopfaerzte, Budapest, Bd. II, 1896.)

Juffinger (G.), I. Primaeres Sclerom des Larynx (Mittheilungen
    aus der laryngol. Klinik von Prof. v. Schroetter.
    (Wiener klin. Woch., nᵒˢ 41 et 42, 1891.) (Cl. v. S.)
    II. Das Sclerom der Schleimhaut der Nase, des Rachens,
    etc. (Deuticke, éditeur, Vienne, 1892; zumeist Faelle
    der Cl. v. S.)

Kaposi (M.), Verhandlungen der K. K. Gesellschaft der Aerzte
    in Wien. (Sitzungsber., 29 avril et 6 mai 1870 ; Wiener
    med. Presse, nᵒ 23, 1870.)

Kayser, Ueber Rhinosclerom. (71 Bericht der schlesischen
    Gesells. f. vaterlaendische Cultur, 1894, Ref. in Cen-
    tralbl. f. Laryngol., Bd. IX, p. 699.)

Klotz, Exhibition of a case in the New-York Dermatol. Soc., 1894.

Koebner, Demonstration im Vereine f. innere Med. in Berlin.
    (Deutsch. med. Woch., nᵒ 26, 1885.)

Koehler, Zwei Fälle von Rhinosclerom (Monats. f. Ohrenh.,
    nᵒ 7, 1888.)

Koschier, Combination von Sclerom und Tuberkulose im
    Larynx. (Wiener klin. Woch., nᵒ 42, 1896.)

Kuttner, Chorditis vocalis inf. hypertroph. (Archiv. f. Lar., Bd.
    V. 1896.)

Laquer, Worstellung eines Falles von Rhinosclerom. (Congress.
    f. innere Med. in Wiesbaden, Ref. im Centr. f. innere
    Med., nᵒ 28, 1839.)

Leblanc (P.), Bulletin de la Société des sciences vétérinaires,
    séance du 7 juillet 1901.

Lehrmann (B.), Ein Fall von Rhinosclerom durch Carcinom
    compliciert. (Inaug. Diss., Fribourg en Brisgau,
    1900.

Lennox-Browne, Diseases of Throat, p. 536, 1891 ; cité d'après
    Castex.

Lubliner, Ein Fall von Rhinosclerom der Nase. Typhus exanthem. Schwund der Rhinosclerominfiltratio. (Berliner. klin. Woch., n° 40, 1891.)

Lutz, Zur Casuistik des Khinoscleromes. (Monats. f. prakt. Dermatol., Bd. XI, p. 49, 1890.)

Majewski (Th.), Ein Fall von Sclerom der Luftwege. (Monats. f. Ohrenh., n° 7, 1900.) (Cl. v. S.)

Mandelbaum et Kranzfeld, Uber Rhinosclerom. (Wratsch, n° 31, 1886.)

Marschalko (V.), I. Ueber die sogennanten Plasmazellen. (Archiv. f. Dermatol., 1894.)

II. Demonstration eines Falles von Rhinosclerom. (Sitzungsber. des Siebenbürgischen Mus Vereines, 10 mars 1899.)

III. Demonstration von Rhinosclerompræparaten. (Sitzber. der med. Section der Schlesich. Gesellsch. vaterlaendische Cultur., 17 février 1899; Ref. Allg. med. Centralzeitung, n° 56, p. 677, 1899.)

Massei et Melle (G.), Contribuzione allo studio del rinoscleroma. (Arch. Ital. de lar., fasc, 4, 1884.)

Mathis et Leblanc, Journal de médecine vétérinaire et de zootechnie, p. 586.

Melle, I bacilli del rinoscleroma. (Comptes rendus de l'Acad. de méd. de Naples, 1888.)

Midelli, I. Un caso di rinoscleroma (Giorn. Ital. delle mal. veneree, fasc. II, vol. XXII, 1888.)

II. Contribuzione all' istologia del rinoscleroma (Analysé in Monats. f. prakt. Dermatol., 1889.)

III. Nuovo metodo di colorazione dei bacilli del rinoscleroma. (Giorn. Ital. delle mal. veneree. Vol. XXVI; et Monats. f. prakt. Dermatol., n° 7, 1891.)

Michailow (N. N.), Zur Casuistik des Rhinoscleromes. (Med. Obosr., n° 5, 1897.)

Mikulicz, Ueber das Rhinosclerom Hebra. (Langenbeck's Archiv. f. klin. Chir., Bd. XX, p. 485, 1876.)

Monnier (H.), Contribution à l'étude du sclérome et de son traitement. (Ann. des mal. de l'or. et du lar., p. 56, 1900.) (Cl. v. S.)

Paltauf et v. Eiselberg, Zur Aetiologie des Rhinoscleromes.
(Fortschritte der Medicin, Bd. IV, n⁰ˢ 19 et 20, 1886.)

Paltauf (R.), I. Rhinosclerom. (Vortrag in der K. K. Geselsch.
der Aerzte in Wien ; Wiener klin. Woch., n° 3, 1890.)
II. Zur Aetiologie des Scleromes. (Wiener Klin. Woch..
n⁰ˢ 52 et 53, 1891, n⁰ˢ 1 et 2, 1892.)

Pawlow, Ein Fall von Rhinosclerom der Nase, des Rachens
und Oberarmes. (Monats. f. Ohrenh., 1888.)

Payne (J. F.) et Semon (F.), A case of rinoscleroma. (Transact.
of the Pathol. Soc. of London, 1885, et Lancet, 1885.)

Pellizzari (C.), Il rinoscleroma. (Arch. della Scuola d'anat. pa-
tol., II, 1883, Florence.)

Pieniazek, I. Zur Casuistik der chron. Blenorrhoe der oberen
Luftwege. (Wiener med. Blaetter, n⁰ˢ 17 et 18, 1878.)
II. Ueber Sclerom des Rachens, Kehlkopfes, etc. (Heymann's
Handbuch der Laryngologie, 1898. B. I ; 2. Haelfte,
Bd. II ; 1900, Bd. II; 1900, Bd. III, 2 Haelfte.)
III. Bemerkungen zur chirurgischen Behandlung der Tra-
chealstenosen. (Ber. des IXe Congresses poln. Aerzte
id Krakau, 1901 ; analysé in Wiener klin. Rundschau,
Bd. XV, n° 1.)

Raye (O. C.), A case of Rhinoscleroma. (Indian. med. gaz.,
Calcutta, Bd. XXIV, p. 119, 1899.)

Robertson, I. Rinoscleroma. (Annual Meeting of the Brit. med-
Assoc. Leeds, août 1889.)
II. Two cases of rinoscleroma (Sattelite of the Annual of
the universal med. science, juillet 1890 ; analysé in
Centr. f. Laryngol., p. 70, Bd. XIII).

Róna (S.), Das Vorkommen und die Verbreitung des Rhinoscleromes in Ungarn uud die metastatische Erkrankung
der regionären Lymphdrüsen bei Rhinosclerom.
(Arch. f. Dermatol. u. Syphilis, Bd. XLIX, h. 2. u. 3.)

Rydigier, Ueber das Rinosclerom. (Arch. f. klin. Chir.. avril
1889, Bd. XXXIX; analysé in Revue de chirurgie,
octobre 1889.)

Schloffer, Vorstellung eines Falles von Rhinosclerom. (Aertzl.

Verein, in Steiemark ; Wien. klin. Woch., n° 31, 1894.)

Schnitzler, Atlas der Laryngologie (Tafel VII, u. VIII, Vienne, 1895). (Fall von Paltauf.)

Schroettler (L.-V.), I. Beitrag zur Behandlung der Larynxsteno sen. (Braumüller, éditeur, Vienne, 1876.)

II. Ueber Chorditis vocalis inferior hypertrophica. (Monats. f. Ohrenh, n° 12, 1878.)

III. Vorlesungen über die Krankheiten des Kehlkopfes und der Luftroehre. (Braumüller, éditeur, Vienne, 1892 et 1896.)

IV. Ein Beitrag zur Kenntnis des Verlaufes des Scleromes der Luftwege. (Monats. f. Ohrenh., n° 5, 1895.)

Schroetter (H.-V.). Laryngolog. Mittheilungen Sclerom der Trachea. (Monats. f. Ohrenh., n° 10, 1898.) (Cl. v. S.)

Secrétan, Le rhinosclérome en Suisse. (Ann. des mal. de l'or. et du lar., n° 7, 1894.)

Stepanow (E.-M.), Ein Fall von Rhinosclerum. (Centralbl. f. Bacteriol., 1889, in Monats. f. prakt. Derma., 1889.)

II. Ueber das Einimpfungen von Rhinosclerom auf Thiere. (Monats. f. Ohrenh., n° 1, 1889.)

III. Ueber das Vorkommen der sogennanten hyalinen Kugeln. (Monats. f. Ohrenh., n° 5, 1891, analysé in Centr. f. Lar., Bd. X, p. 11, 1892.)

IV. Zur pathologischen Anatomie und Histologie des Rhinoscleromes. (Monast. Obosr. n° 18, 1892.)

V. Zur Aetiologie des Scleromes. (Monats. f. Orenh., n° 1, 1893.)

IV. Zur pathologischen Anatomie und Histologie des Scleromes. (Monats. f. Ohrenh., n° 7 et 8, 1894.)

Stroganoff, Zur Pathologie der chronischen Blenorrhœ der Schleimhaut der Athmungswege. (Arbeiten der Hospital-Aerzte zu Odessa, 1881, Lief. IV, cité d'après Stepanow.)

Stukowenkow, I. Sitzungsber. der Gesells. der Aerzte in Kiew, 8 novembre 1886.

II. Drei Fall von Rhinosclerom. (Med. Obosr., Bd. XXVIII,

n° 20, 1887 ; analysé in Centralbl. f. Lar., Bd. X, p. 282.)

STURMANN (L.), Ein Fall von Rhinosclerom. (Sitzungsber. der Berliner med. Gesells., 7 mars 1900.)

TANTURRI, Un caso di rinoscleroma Hebrae. (Morgagni, anno XIV, 1872.)

TISSIER (P.), Du rhinosclérome. (Gaz. des hôp., 1892.)

VYMOLA, Ein Fall von Rhinosclerom mit Rhinosclerin behandelt. (Wiener klin. Rundsch., n° 31, 1896, et n° 51, 1899 ; orig. Casopis Lek., p. 417, 1896.)

WEINLECHNER, Verhandlungen der K. K. Gesells. der Aerzte in Wien, 5 mars 1878. (Wiener med. Presse, n° 15, 1878.)

WELANDER, Ein Fall von Rhinosclerom. (Stockholm, 1887, cité d'après WOLKOWITSCH.)

WOLKOWITSCH (N.), I. Zur Behandlung des Scleromes. (Vortrag. gehalten in Kiew ; analysé in Chir. Centralbl., n° 77, p 645, 1895)

II. Zur Histologie und parasitären Natur des Rhinoscleromes. (Centr. f. die med. Wissens , n° 47, 1886.)

III. Das Rhinosclerom klinische Studie. (Arch. f klin. Chir., Bd. XXXVIII, n°s 2 et 3, 1888 ; analysé in Journ. of laryng., n° 7, 1889.)

ZACHARI, Ricerche sopra l'étiologia del rinoscleroma. (Giorn. internaz. di scienc. med., avril 1889.)

ZEISSL JUNIOR, Ein Fall von vereiterndem Rhinosclerome. (Wiener med. Woch., n° 22, 1880.)

ZEITLIN (M.), Zur Casuistik des Rhinoscleromes. (Ejnedelnik, n° 13 et 14, 1897 ; ref. analysé in Centr. f. Lar. Bd. XIII, p. 501.)

ZIEGLER, Lehrbuch der Path., Anatomie (9 Aufl. Bd. I, p. 646.)

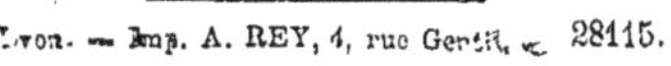

Lyon. — Imp. A. REY, 4, rue Gentil, 28115.

www.ingramcontent.com/pod-product-compliance
Ingram Content Group UK Ltd.
Pitfield, Milton Keynes, MK11 3LW, UK
UKHW020029100726
13658UKWH00003B/1197